예방부터 난치성 위암까지, 위암 완전 정복의 길

최신의 의술로 하나된 의료진이 전하는 희망의 지혜서

예방부터 난치성 위암까지, 위암 완전 정복의 길
최신의 의술로 하나된 의료진이 전하는 희망의 지혜서

2025년 11월 10일 초판 1쇄

지은이 김가희, 김현기, 김형일, 김희만, 박성현, 박준철, 서니은, 신성관, 유현지, 윤지훈, 이상길, 이태호, 장진원, 전용관, 정다현, 정민규, 최서희

펴낸곳 연세대학교 출판문화원

주소 서울특별시 서대문구 연세로 50
등록 1955년 10월 13일(제9-60호)
전화 02) 2123-3378~82
팩스 02) 2123-8673
전자우편 ysup@yonsei.ac.kr
홈페이지 http://press.yonsei.ac.kr

기획 황세희
편집 구상나무
북디자인 이순민
삽화 jebi. J, 하람

ISBN 978-89-6850-919-3(04510)
978-89-6850-761-8(세트)

값 17,000원

연세암병원
YONSEI CANCER CENTER

✚ 연세암병원기획총서 08

예방부터 난치성 위암까지, 위암 완전 정복의 길

최신의 의술로 하나된 의료진이 전하는 희망의 지혜서

김가희
김현기
김형일
김희만
박성현
박준철
서니은
신성관
유현지
윤지훈
이상길
이태호
장진원
전용관
정다현
정민규
최서희

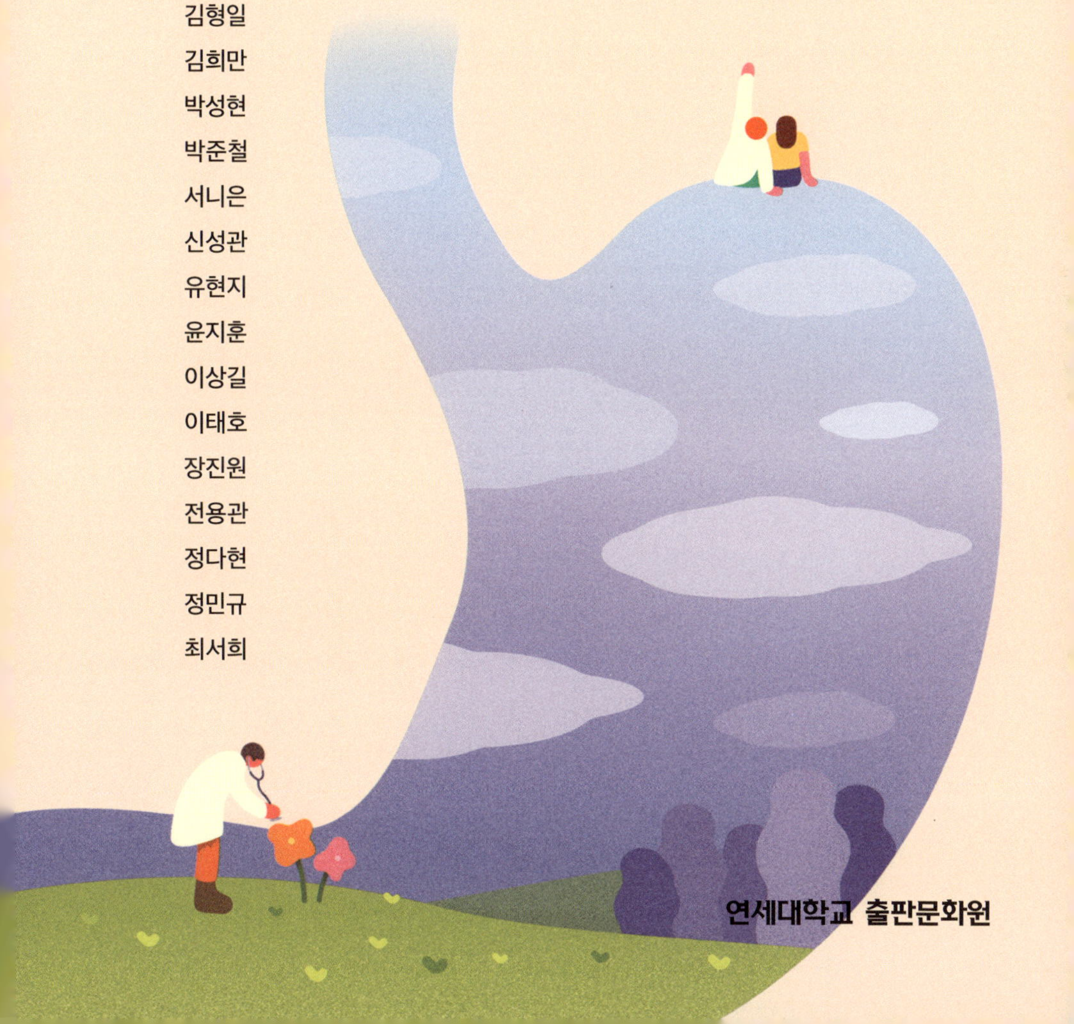

연세대학교 출판문화원

서문

하나님의 사랑으로 탄생한 첨단 의료원의 전통을 계승하여 위암 환자를 사랑과 정성으로 치료하겠습니다

한국인에게 위암은 발생률 5위, 사망률 5위인 암입니다. 전통적으로 위암은 한국인을 가장 괴롭힌 암이었습니다. 실제 국내에서 전국적인 암 발생 통계를 산출하기 시작한 1999년부터 2011년까지 위암은 남녀를 불문하고 지속적으로 발생률 1위였습니다. 만일 해방 후, 아니 그 전부터 한국인 암 발생률을 조사했다면 위암은 2011년까지 줄곧 한국인에게 가장 흔한 암이었을 것입니다.

과거에는 말할 것도 없지만 현대 의학이 보편화된 이후에도 국내 위암 환자의 사망률은 높았습니다. 국가적 통계는 없지만 학술지에 게재된 내용을 보면 국내 위암 환자 5년 상대생존율은 현대 의학 치료가 보편화된 1990년대에도 전반기 43%, 후반기 46%였습니다. 환자 두 명 중 한 명 이상이 사망했던 것입니다. 그러다 1999년부터 국가암검진사업이 시작되면서 5년 상대생존율은 빠르게 좋아져 2001~2005년에는 58%로 올라갔습니다. 국가 주도로 40세 이상 성인에게 2년마다 위 내시경 검사를 시행해 위암 조기 발견과 조기 치료가 가능해졌기 때문입니다.

2024년 중앙암등록본부 발표에 의하면 2018~2022년 위암 환자의 5년 상대생존율은 78.4%까지 개선됐습니다. 이제 위암은 환자 5명 중 4명이 진단 후 적절한 치료를 받고 생존하는 병이 됐습니다.

이렇듯 위암 치료 효과는 드라마틱하게 개선됐지만 세계적 기준으로 보면 아직도 한국은 위암 발병률이 세계 평균보다 3배 높은 고위험 국가에 해당합니다. 세계암연구기금의 2022년 전 세계 위암 신규 발생 현황 데이터만 보더라도 인구 10만 명당 위암 발생률이 세계 평균은 9.2명인 데 반해 한국은 27명이나 됩니다.

한국인에게 위암이 많은 이유는 전통적인 식단이 젓갈이나 김치처럼 소금에 절인 짠 음식이 많은 데다 헬리코박터균 감염자가 많은 탓으로 추정합니다. 헬리코박터균은 감염자가 비감염자보다 위암 발생 위험이 3배 높아 1994년 세계보건기구(WHO)가 1군 발암물질로 지정한 바 있는데, 균이 입에서 입으로 전파될 것으로 추정합니다. 음식을 큰 그릇에 담아 함께 떠먹거나 술잔을 돌리는 식의 한국식 식문화에서 빈발하기 때문입니다.

위암은 5년 생존율이 80%에 가깝지만 아직도 진단받은 환자의

20%가 사망하는 병입니다. 환자의 예후는 발견 당시 암의 진행 정도에 따라 크게 다릅니다. 5년 상대생존율을 보면 1기 92~98%, 2~3기 50~70%인데, 원격 전이가 있는 4기 환자는 7~15%입니다. 조기 위암의 치료 결과는 병원별로 비슷하지만 난치성 위암으로 진행될수록 치료 효과가 병원별로, 센터별로 다소 차이가 납니다.

실제 발견 당시 1기 환자는 내시경 절제술이나 수술로 완치할 수 있습니다. 위와 주변 림프절 전이가 있는 2기, 3기 환자는 수술과 항암 치료를 병행합니다. 반면 원격 전이가 있는 4기 환자는 환자 상태에 따른 정밀한 맞춤 치료와 보조적 치료 등을 병행해야 생존 가능성이 높아집니다.

국내 최초의 암센터 전통을 계승한 연세암병원은 소화기내과, 종양내과, 외과, 영상의학과, 영양팀, 스포츠의학과 등 다방면에서 첨단 지식과 최고의 기술을 쌓은 전문가 집단이 위암센터를 중심으로 하나의 팀이 되어 위암 환자를 위한 최적의 맞춤 치료를 제공합니다. 첨단 암 치료뿐 아니라 정신적 지지, 식단 관리, 운동 처방 등을 망라해 치료 전후 나타나는 크고 작은 불편함과 부작용을 최소화하기 위해 집단지성의 힘을 발휘하고 있습니다. 또 암 치료 후 발생할 수 있는 재발 가능성, 2차 암 발생 등을 정밀하게 모니터링하고 신속하게 대처하는 프로그램을 운영합니다.

의료진은 연세암병원이 하나님의 사랑으로 탄생한 첨단 의료원이라는 사실을 한순간도 잊지 않고 암 환자들을 진료하고 있습니다. 1885년, 미국 선교 의사 알렌(Dr. H. N. Allen)에 의해 세워진 한국 최초의 현대적 의료기관의 전통이 연세암병원의 유전자에 새겨져 있기 때문입니다.

환자 치료와 존중은 '하나님의 사랑으로 인류를 질병으로부터 자유롭게 한다'는 연세의료원의 미션을 실천하는 최선의 방법입니다. 의료진은 암 환자의 생명과 삶의 질을 높이기 위해 앞으로도 늘 기도와 정성을 다해 노력할 것입니다.

이 책은 예방부터 난치성 위암에 이르기까지, 위암 완전 정복을 위해 위암센터 의료진이 환자의 생명과 삶의 질을 높이고 희망을 주기 위해 정성을 다해 제작한 책입니다. 이 책으로 많은 환자와 보호자가 필요한 정보와 위로를 얻을 수 있기를 바랍니다.

끝으로 이 책을 출간하느라 애써 주신 필진과 관련된 분들께 진심 어린 감사의 마음을 올립니다.

2025년 11월

연세암병원장

최진섭

차 례

01

위에 생길 수 있는 다양한 종양-양성 위 종양

폴립, 상피하 종양

정다현 연세암병원 위암센터 교수(소화기내과)

사람들은 흔히 '혹', '종양', '암' 같은 말을 혼용하지만, 정확한 뜻과 차이를 아는 경우는 많지 않다. '혹'이라는 말은 사실 의학적 용어가 아니다. 검진 내시경 후에 "위에 혹이 있으니 큰 병원에서 다시 보라"는 말을 듣고 내원하는 경우가 많다.

혹 vs 양성 종양 vs 악성 종양이란?

'혹'이란 몸속에 비정상적으로 생긴 덩어리를 뜻한다. 종양의 정의는 단순하지 않지만, 의학적으로는 조직이 비정상적으로 자율적으로 과잉 성장하는 것을 의미한다. 즉, 우리 몸속에서 새롭게 형성된 '비정상적인 덩어리'라고 볼 수 있다.

종양은 성질에 따라 크게 양성 종양과 악성 종양으로 나뉜다. 양성 종양은 대체로 서서히 자라며, 주변 조직으로 퍼져 나가거나 다른 부위로 전이하지 않는다. 제거하면 완치가 가능하며, 대부분 생명을 위협하지 않는다. 보통 종양은 조직의 이름에 '종'이라는 접미어를 붙여 부른다. 예를 들어, 지방에서 생긴 것은 지방종, 섬유조직에서 생긴 것은 섬유종, 근육조직에서 생긴 것은 근육종이다. 이런 이름을 가진 종양은 대부분 양성인 경우가 많다. 반대로 악성 종양은 빠르게 자라고 주변 조직을 침범하거나 멀리 퍼져 생명에 위협을 주는 종양으로, 보통 암(Cancer)이라고 말하는 것이 악성 종양이다.

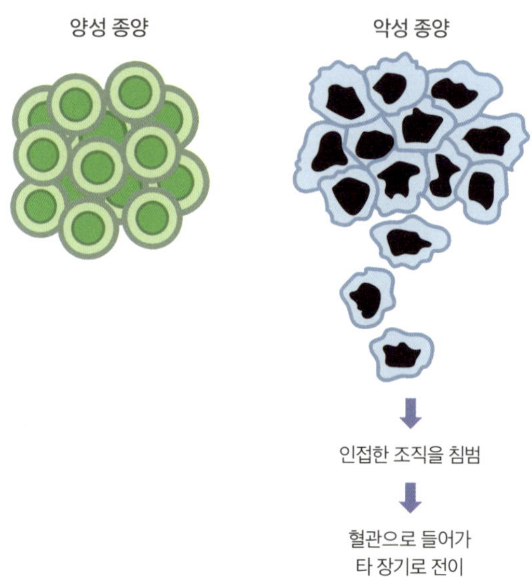

[그림 1-1] 양성 종양, 악성 종양

위에 생기는 양성 종양

위에는 여러 종류의 양성 종양이 생길 수 있으며, 대표적인 것이 위 폴립(Polyp)과 상피하 종양(Subepithelial Tumor, SET)이다.

위 폴립이란 ?

폴립은 위의 가장 안쪽 층인 점막에서 자라나는 혹을 말한다. 대부분은 우연히 내시경 검사를 하는 중에 발견되며, 증상이 없는 경우가 많다. 폴립에는 여러 종류가 있고 조직학적 특성에 따라 염증성 용종, 과형성 용종, 선종성 용종으로 나뉜다. 위 용종은 내시경을 받은 사람 100명 중 1~2명에서 발견되며, 남녀 차이는 없고 나이가 들수록 발생 빈도가 높아진다. 가장 흔한 것은 과형성 폴립으로, 위 점막이 오랜 염증에 의해 두꺼워지고 돌출되면서 생긴다. 대부분 양성이며, 암으로 진행하는 경우는 매우 드물다. 이런 용종은 대체로 특별한 치료 없이 경과를 관찰한다. 하지만 용종이 크면 위출혈로 인한 빈혈 등의 증상이 생길 수 있으므로 제거하는 경우도 있다. 위저선 폴립은 위의 윗부분(저부)에서 주로 생기며, 위산 억제제를 장기간 복용하는 사람에게 종종 보인다. 대부분 암과 무관하지만, 다발성으로 생기는 경우에는 유전성 질환과의 관련성을 확인해야 한다.

위 용종의 발생 원인은 명확히 밝혀지지 않았다. 그러나 헬리코박터 파일로리 감염(Helicobacter Pylori Infection), 담즙 역류, 음식물 자극, 자

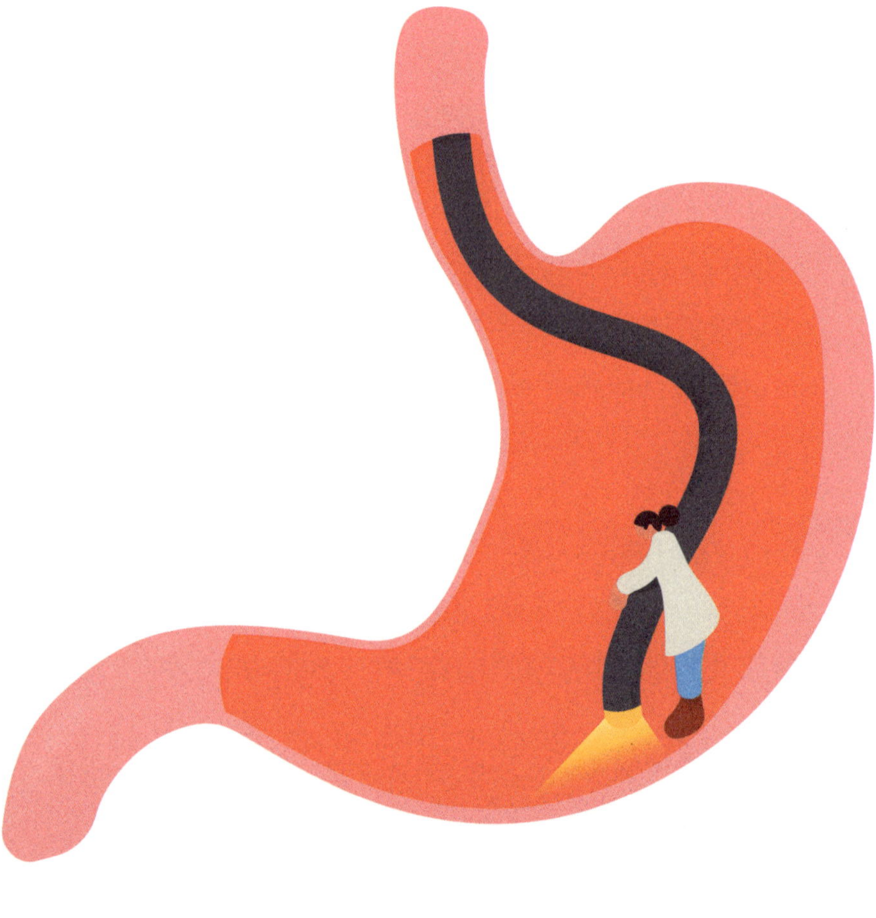

가면역 반응 등 다양한 요인이 복합적으로 작용해 위 점막에 염증이 생기고, 이에 대한 과도한 재생 반응으로 점막이 증식하여 용종이 생기는 것으로 추정된다. 위 용종은 위 조영술이나 상부 위장관 내시경 검사로 진단할 수 있다. 가장 정확한 방법은 내시경 검사인데, 내시경 검사로 용종의 위치, 모양, 크기를 확인할 수 있으며, 필요한 경우에 조직 생검을 통해 정확한 조직학적 진단을 내릴 수 있고, 또한 내시경을 통해 용종을 제거하는 내시경 절제술을 시행할 수 있다.

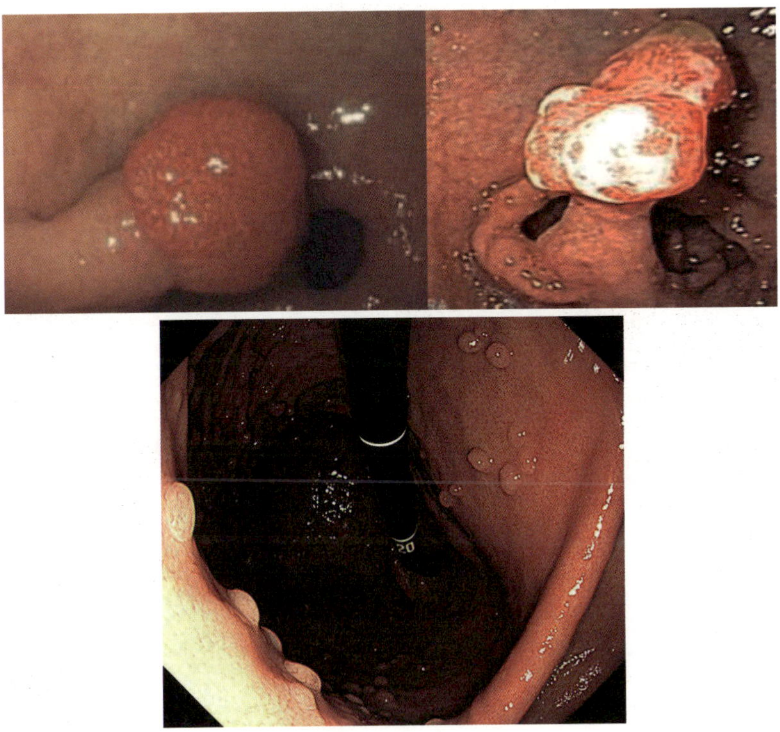

[그림 1-2] 과형성 용종(위), 위저선 용종(아래)

상피하 종양이란?

내시경을 하다 보면 겉보기에 매끈하고 둥근 혹이 튀어나온 것처럼 보이지만, 조직 검사에서는 아무것도 나오지 않는 경우가 있다. 이런 경우 가장 흔한 것은 상피하 종양이다. 이름 그대로, 위 점막 아래층에서 자라나는 혹을 뜻한다.

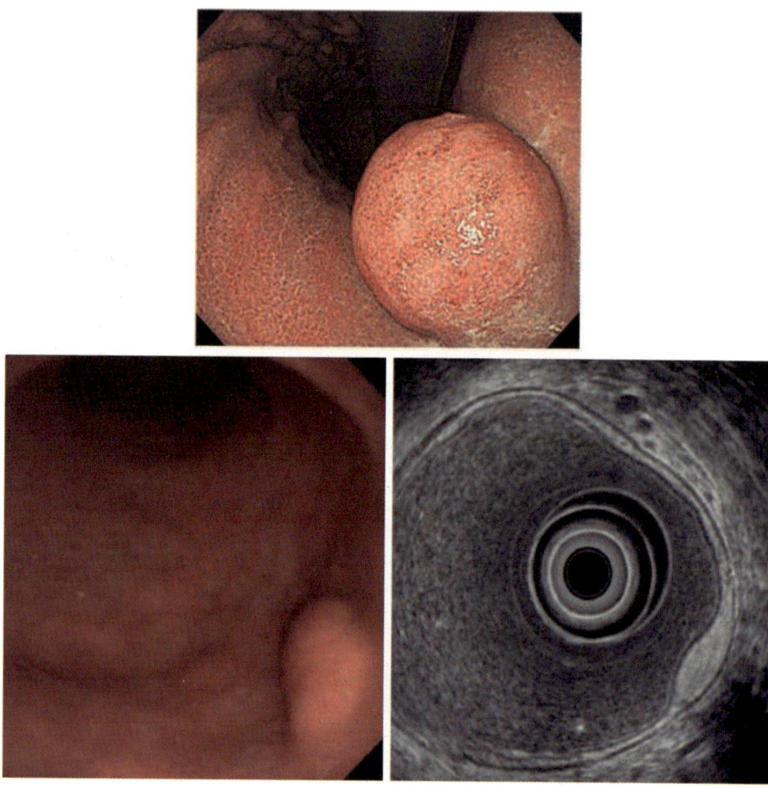

[그림 1-3] 상피하 종양 내시경 사진, 초음파 내시경 사진

상피하 종양의 종류는 매우 다양하며, 점막의 하층에 존재하고 정상 점막으로 덮여 있다. 또 위장관 안으로 돌출된 융기성 병변으로 점막하 종양(Submucosal Tumor), 상피하 종양, 상피하 병변(Subepithelial Lesion) 등의 용어로 혼용되어 사용되고 있으나, 병변이 점막하층뿐 아니라 위장관 벽의 상피하 모든 층에서 기원할 수 있고, 위장관 외부의 정상적인 장기, 비정상적인 병변의 압박에 의한 돌출도 포함되므로 '상피하 종양'이 적절한 용어이다.

상피하 종양의 유병률은 불확실하나 상부 내시경 검사를 받은 환자에게서 0.36%로 보고되고 있다. 대개의 상피하 종양은 무증상이지만 경우에 따라 크기가 클 때는 궤양과 출혈을 일으키기도 하고, 위치에 따라 위 분문부나 유문 부위에 발생하면 협착 증상을 일으킬 수 있다. 상피하 종양의 원인은 혈관성 병변, 낭종, 지방종, 위장관 간질 종양, 평활근종, 유암종, 극세포종, 섬유종, 이소성 췌장, 림프종 등과 같은 양성부터 악성 종양까지 다양한데, 일반적인 내시경 검사나 조직 생검으로는 감별이나 조직 채취가 어려워서 감별 진단에 어려움이 있다.

- **평활근종(Leiomyoma)**: 근육층에서 생기는 양성 종양으로, 대부분 우연히 발견된다.
- **위장관 간질 종양(GIST)**: 드물지만 악성화 가능성이 있어 주의가 필요하다.
- **지방종, 신경종, 낭종** 등도 비교적 흔한 점막하 병변이다.

이런 종양은 단순한 내시경 검사만으로는 정확한 진단이 어렵다. 내시경 초음파(EUS)는 종양의 깊이, 크기, 내부 구조를 평가하여 상피하 종양의 특성을 알아보는 데 도움을 준다. 필요한 경우, 크기가 크거나 표면이 불규칙하고 궤양을 동반했을 때는 내시경 초음파 유도하 세침흡인 검사(EUS-FNA) 등을 통해 조직을 얻어 확진할 수 있다.

모든 상피하 종양을 제거할 필요는 없다. 대부분의 작은 상피하 종양은 악성화 위험이 낮고, 정기적인 추적 내시경만으로 충분하다. 하지만 다음과 같은 경우에는 제거를 고려할 수 있다. 크기가 2~3cm 이상으로 큰 경우, 모양이 불규칙하거나 표면에 궤양이 동반된 경우, 검사 중 크기가 커진 경우, 조직 검사에서 암 가능성이 확진된 경우에는 제거가 필요하다.

상피하 종양은 제거가 필요한 경우 수술적 치료를 고려할 수 있고, 최근에는 내시경과 복강경을 결합한 하이브리드 수술이나 내시경하 근층절제술(EFTR) 등 최소 침습 치료법이 발전하고 있다.

정확한 진단과 정기적인 추적검사가 필요

폴립이나 상피하 종양을 진단받았다면 정기 내시경 추적이 중요하다. 폴립은 보통 1~2년 간격, 상피하 종양은 크기와 모양에 따라 6개월~2년 간격으로 관찰한다. 헬리코박터균 감염이 있을 경우에 제균 치료를 하면 위 폴립의 재발을 줄일 수 있다.

'위에 혹이 있다'는 말이 꼭 암을 뜻하는 것은 아니다. 대부분은

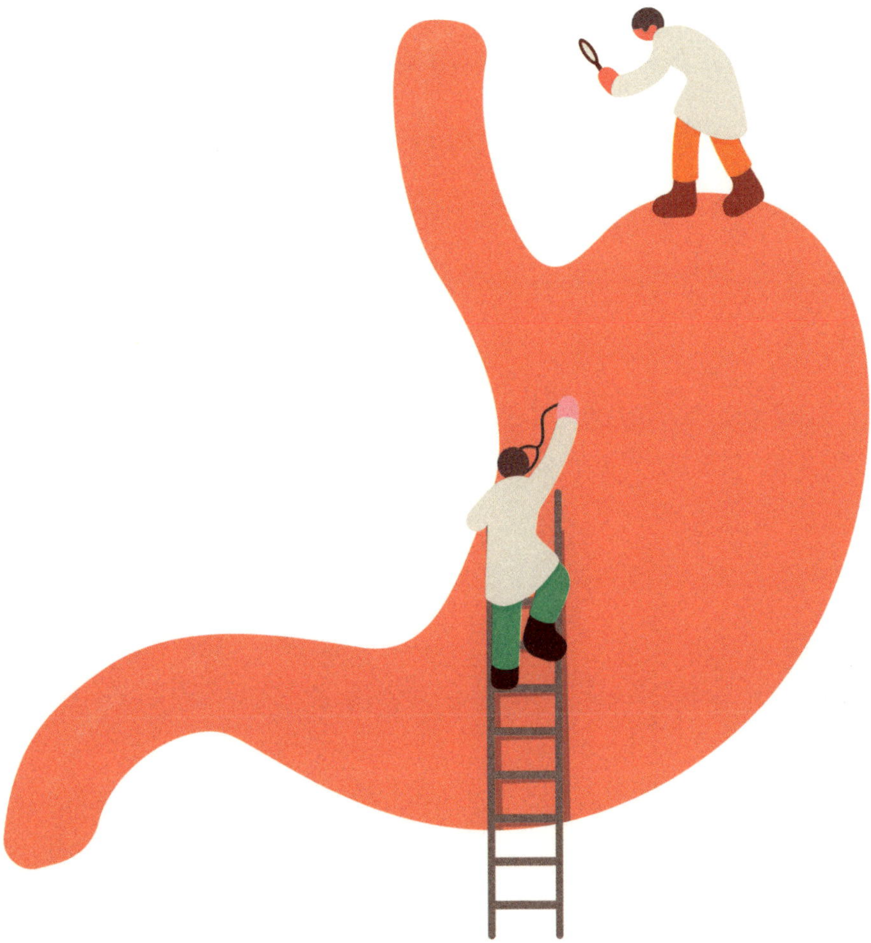

양성인 경우가 많고, 정확한 진단과 정기적인 추적검사로 충분히 관리할 수 있다. 겁내기보다는, 의학적 근거에 따라 차분히 경과를 지켜보는 것이 가장 현명한 선택이다.

02

위암의 원인과 위험 요인, 헬리코박터

신성관 연세암병원 위암센터 교수(소화기내과)

김가희 연세암병원 위암센터 교수(소화기내과)

위암은 위에 발생하는 모든 악성 종양을 가리킨다. 조직학적 형태로는 90%가 위샘암이며 그 외 림프종, 육종 등이 있다. 2022년 국립암센터 암등록통계자료에 따르면 우리나라 암 발생은 갑상선암, 대장암, 폐암, 유방암, 위암 순으로 위암이 다섯 번째로 많았다. 남자는 4번째, 여자는 5번째 순으로 많이 발생한다.

수년 전까지만 해도 위암은 우리나라에서 가장 흔하게 발생하는 암이었으나 최근 암 전구병변의 조기 발견과 조기 치료가 늘어나고, 헬리코박터 파일로리(Helicobacter Pylori) 제균 치료 등의 영향으로 발생률이 감소하는 추세이다. 그렇지만 여전히 한국에서 흔하게 발생하는 암인 것은 사실이다.

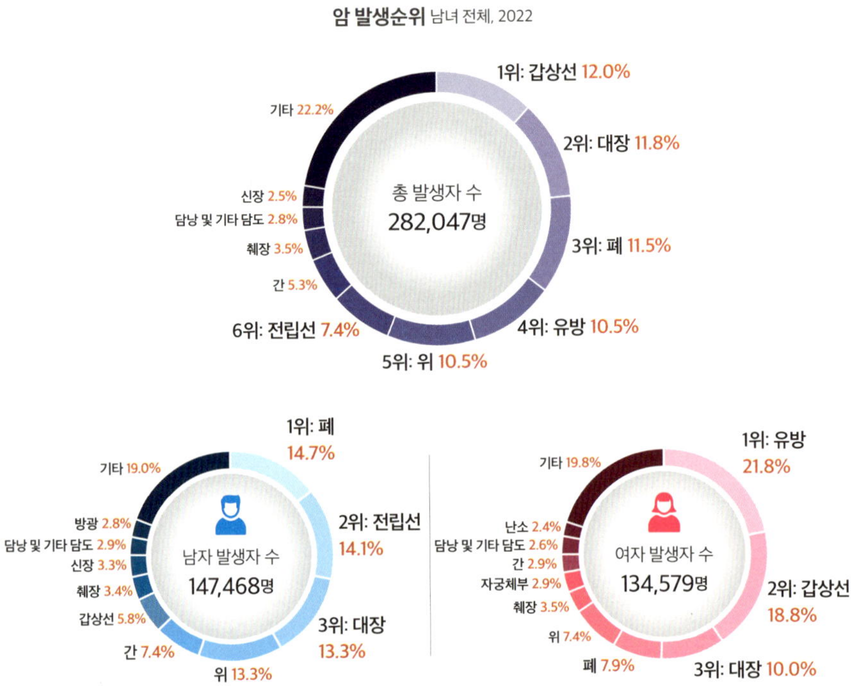

[그림 2-1] 2022년 전체 암 발생률

출처: 2022년 국립암센터 암등록통계 자료

위암의 위험 요인

헬리코박터 파일로리 감염

헬리코박터 파일로리균은 위 점막에 감염되는 세균으로, 위축성 위염과 장상피화생, 소화성 궤양 및 점막 관련 림프 조직 림프종의 원인이 되며, 특히 위암의 발생 인자로 잘 알려져 있다. 이 박테리아는 지역, 나이, 인종/민족, 사회경제적 지위에 따라 상당한 차이가 있지만, 세계 인구의 약 절반이 감염된 것으로 알려져 있다. 위암 발생에서 헬리코박터균의 역할을 입증하는 다양한 연구가 보고됨에 따라 1994년 세계보건기구와 국제암연구소가 1군 발암 요인으로 지정하였다. 따라서 이 균에 대한 검사와 치료가 위암 예방에 중요하다.

헬리코박터균에 감염된 대부분의 사람은 무증상으로 남아 있지만 1~3%에서 위샘암이 발생하고, 전체 위암의 약 90%가 헬리코박터균에 기인한다고 알려져 있다. 위암의 발병률은 헬리코박터균 감염률이 높은 동아시아, 특히 한국, 일본 및 중국 등에서 높은 것으로 잘 알려져 있다. 연구에 따르면 헬리코박터균 감염자는 비감염자에 비해 위암 발생 위험이 3~6배 높다.

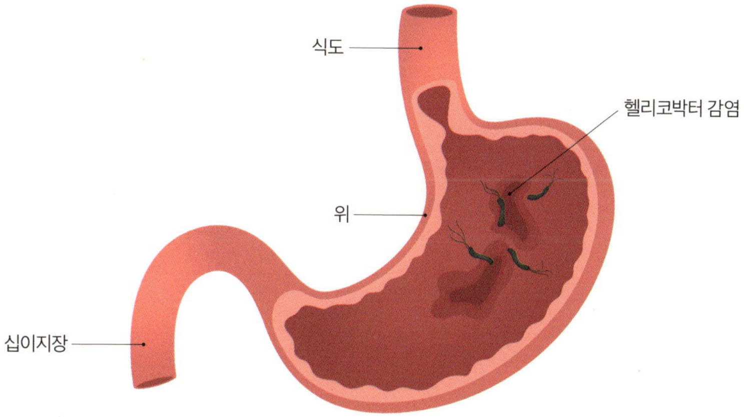

[그림 2-2] 위 내의 헬리코박터균

최근 국내의 헬리코박터균 감염 보고에 따르면 지역별로 차이는 있지만 전체적으로 51%의 높은 유병률을 보인다. 위 악성 종양의 약 90%는 위샘암이며, 두 가지 주요 조직학적 유형인 장형 또는 미만형으로 분류된다. 헬리코박터균은 장형, 미만형 모두 관련이 있지만, 특히 장형 위샘암의 발생과 더 밀접하게 관련된 것으로 보고되고 있다. 장형 위암의 발생은 위 점막 위축과 장상피화생을 동반한 체부에 주된 위염을 특징으로 하는 반면, 미만형은 점막 위축 없이 위 전체의 위염을 특징으로 한다.

헬리코박터균이 위암을 일으키는 'Correa 연쇄 과정(Cascade)'이라는 가설이 있는데, 그 과정은 다음과 같다. 위염이 만성화되면 위 점막이 얇아지고 주름이 생기는 '위축성 위염'이 되고, 위축된 위 점막을 장 점막의 상피세포가 잠식해 들어가면서 '장상피화생' 단계로 발전한다. 그다음 위 점막의 표층에 암 전구세포가 생기는 '저등급 이형성증'에서 '고등급 이형성증' 단계를 거쳐 위암이 발생하며 조기 위암에서 진행성 위암으로 악화될 수도 있다(그림 2-3).

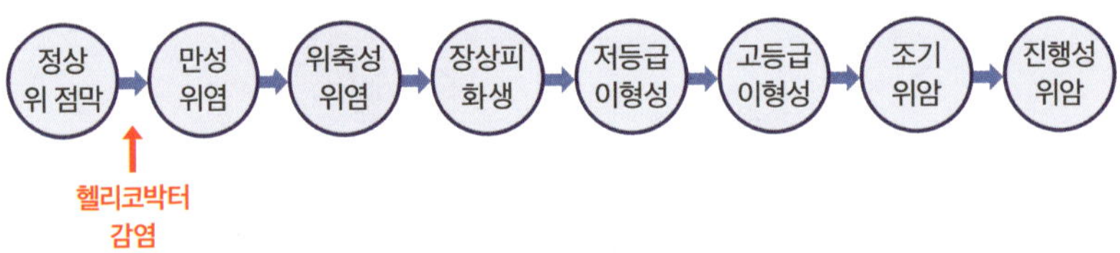

[그림 2-3] 위 장형 선암의 Correa 연쇄 과정

헬리코박터균 감염이 위암을 일으키는 중요한 기전 가운데 하나

는 균 감염에 의한 만성적인 위 염증이 다양한 암 발생 억제 유전자의 돌연변이를 유발시키는 것이다. 이 돌연변이로 인해 유전자의 암 발생 억제 기능이 상실된다. 동시에 염증성 사이토카인의 발현을 증가시키고 산화 스트레스를 조장하여, DNA 메틸화 이상 및 microRNA 발현 변화를 초래함으로써 위암을 발생시킨다고 알려져 있다.

여러 연구에서 헬리코박터균 제균 치료가 이시성 위암(이전에 조기 위암 치료 병력을 가진 환자에게 다시 생기는 위암)뿐만 아니라 원발성 위암도 감소시킨다고 보고하고 있다. 이러한 결과를 바탕으로 위암 예방의 치료 전략으로 헬리코박터 파일로리 감염 진단이 중요한데, 이를 위해 신속 요소효소 검사, 조직학적 검사, 배양 등의 내시경 조직 검사 기반 검사가 널리 이용되고 있다. 건강검진 내시경을 활발히 시행하고 있는 국내 여건에서는 헬리코박터균 감염의 조기 진단과 치료가 가능하므로 위암의 예방 효과도 있을 것으로 기대된다. 헬리코박터균 제균 치료를 통해, 위암의 발생률을 약 50% 감소시킬 수 있음이 다수의 임상 연구에서 확인되었다. 제균법은 10~14일 정도 위산 분비 억제제와 항생제 조합의 경구약을 복용하는 것이다.

가족력과 유전적 소인

가족력은 위암 발생의 중요한 위험 요인으로 알려져 있다. 여러 역학 연구에 따르면, 직계가족 중 위암 환자가 있는 경우에 위암 발생 위험이 1.5배에서 3배까지 증가한다.

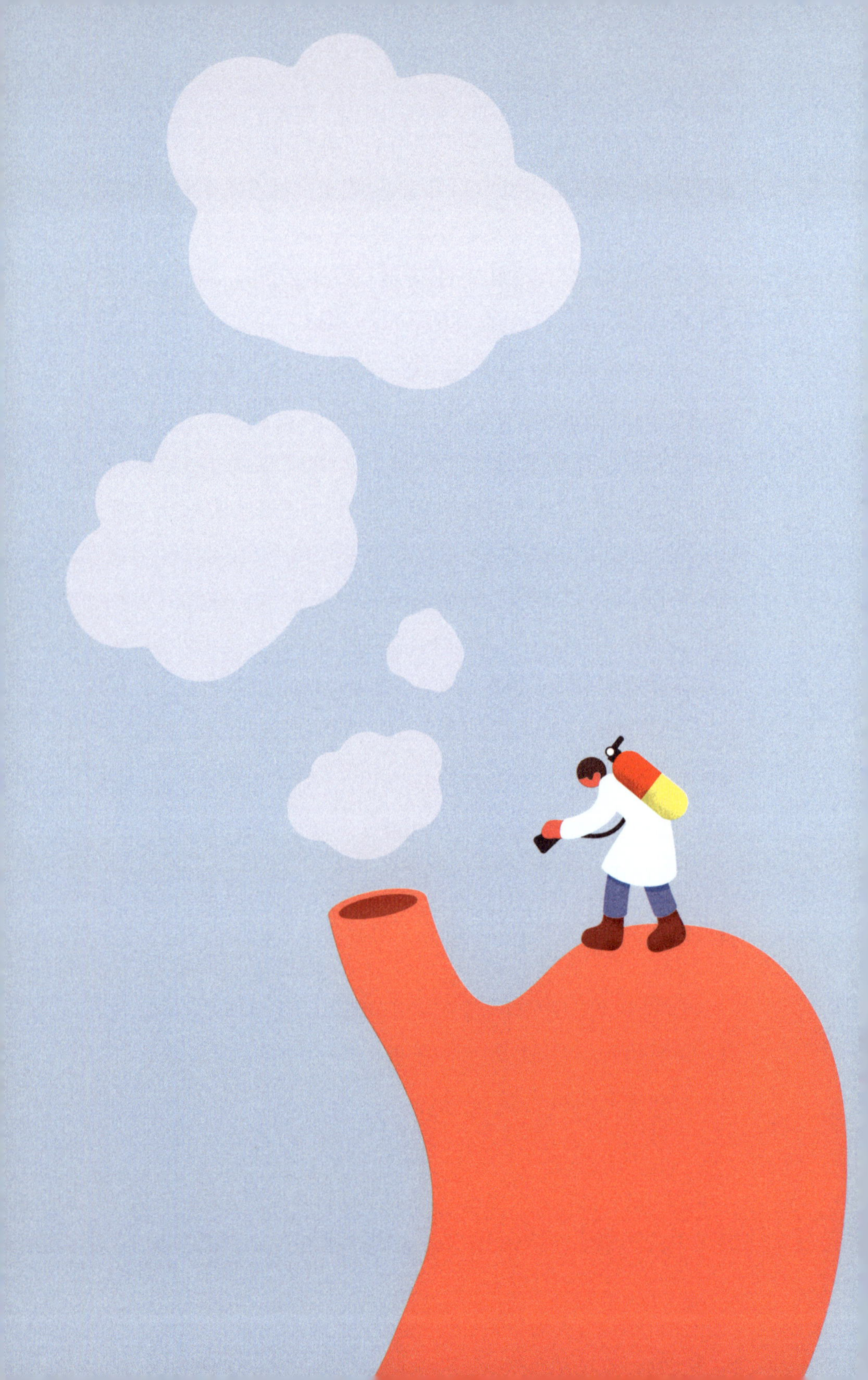

이는 가족 구성원이 유전적 소인뿐만 아니라 공통된 식습관·환경 요인을 공유하기 때문으로 추정된다. 특히, 형제나 자매 두 명 이상에서 위암의 가족력이 있는 경우 발생 위험이 크게 높아진다. 또한 부모 중 한 명이 위암 환자인 경우에도 발병률이 증가한다.

최근 연구에서는 CDH1, MLH1, MSH2, STK11, APC 유전자 등 일부 유전자의 변이가 유전성 위암과 관련이 있음을 보고하고 있다.

하지만 위암의 대부분은 유전적 요인보다 환경적 요인(식습관, 감염 등)의 영향을 훨씬 많이 받기 때문에 가족력이 있더라도, 생활 습관을 개선하고 헬리코박터 감염을 치료함으로써 위험을 충분히 줄일 수 있다.

흡연

흡연은 다른 여러 암을 포함하여 위암의 명확한 위험 요인으로, 흡연자는 비흡연자보다 위암 발생 위험이 약 1.5~2.5배 높다. 담배 연기 속에는 니트로사민(Nitrosamine), 벤조피렌, 폴로늄-210 등 다수의 발암물질이 포함되어 있으며, 이는 위 점막에 직접적인 손상을 일으킨다. 또한 흡연은 위산 분비를 증가시키고, 헬리코박터균 감염에 의한 염증을 악화시켜 위 점막의 재생을 방해한다. 금연을 하게 되면 시간이 지날수록 위험이 점차 감소하며, 10년 이상 금연을 유지하면 비흡연자 수준으로 회복될 수 있다.

음주

과도한 음주는 위암 위험을 높이는 요인이며, 특히 알코올의 대사 산물인 아세트알데하이드는 명확한 발암물질로 알려져 있다. 연구에 따르면, 하루 3잔 이상의 음주자는 비음주자보다 위암 위험이 유의하게 높으며, 알코올 섭취자는 비음주자에 비해 위암 위험이 약 1.17배 높다고 한다. 매일 알코올 섭취량이 10g 증가할 때마다 위암 위험이 약 7% 증가하는 경향이 있다.

알코올 대사 효소인 ALDH2 유전자의 비활성형 변이를 가진 사람(동아시아인에서 흔함)은 아세트알데하이드 축적으로 인해 더 큰 손상을 받는다. 음주는 위 점막의 염증 반응을 유발하고, 헬리코박터균 감염의 독성을 증가시키며, 위산 역류를 악화시켜 암 발생을 일으킨다.

식이 요인

염분(Salt)

과도한 염분 섭취는 위 점막에 손상을 일으키고, 헬리코박터의 독소 작용을 강화하여 위암 발생을 촉진한다. 고염 식사는 위암 위험을 11~68% 높인다고 알려져 있다. 한국과 일본처럼 젓갈, 장아찌 등의 소금에 절인 음식을 자주 섭취하는 지역에서 위암의 발생률이 특히 높다. 세계보건기구의 하루 소금 섭취 권장량은 5g으로 1/2큰술에 해당하는 양인데, 한국인의 하루 평균 소금 섭취량은 13g으로 세계보건기구에서 권장하는 양의 3배에 이른다. 저염식은 위암 예방의 지름길이라고 할 수 있다.

가공육 및 붉은 고기

훈제 음식, 절인 음식, 가공육(햄, 소시지 등)은 위 점막을 자극해 위암 발생 위험을 높인다. 가공육에 포함되어 있는 질산염·아질산염은 체내에서 니트로사민으로 변환되는데 이는 강력한 발암물질이다. 세계보건기구는 2015년 가공육을 1군 발암물질, 붉은 고기를 2A군 발암물질로 분류하였다.

과일과 채소

비타민 C, 비타민 E, 카로티노이드, 폴리페놀 등 항산화 성분이 풍부한 과일과 채소는 위 점막 손상을 줄이고, 발암물질 형성을 억제한다. 따라서 식물성 식단은 위암 예방 효과가 있는 것으로 보고된다.

비만

비만은 특히 분문부 위암의 위험을 높이는 요인으로, 체질량지수(Body Mass Index, BMI)가 증가할수록 위험이 증가한다. 비만은 복부 내압을 높여 위식도역류 질환을 유발하며, 이로 인해 위 분문 부위의 만성 염증이 발생할 수 있다. 또한 인슐린 저항성, 만성 염증, 렙틴, 아디포넥틴 등의 대사 호르몬 불균형을 초래하여 위암 발생에 영향을 미친다.

화학물질 및 방사선 노출

직업적으로 석면, 납, 석탄가스, 실리카 분진, 고무 산업 부산물 등에 노출되는 경우 위암의 위험이 증가하는 것으로 알려져 있다.

또한 다른 암의 치료 목적으로 방사선 치료를 받은 사람은 수년 후 위암의 위험이 약간 상승할 수 있다. 이러한 요인들은 일반 인구보다는 특정 직업군이나 치료 이력자에게서 주로 고려된다.

위암의 예방 수칙

위암의 발생은 여러 위험 요인이 복합적으로 작용한 결과이므로, 효과적인 예방을 위해서는 생활 습관의 교정과 위험 요인 관리가 필수적이다.

정기 검진

생활 습관 개선과 더불어, 조기 발견은 위암 사망률을 줄이는 데 가장 중요한 요소이다. 한국에서는 40세 이상 성인을 대상으로 2년마다 위내시경 검사를 국가검진으로 시행하고 있다. 위축성 위염, 장상피화생, 위암 가족력 등이 있는 고위험군은 1년마다 검진이 권장된다. 조기 위암은 내시경 절제술로 완치할 수 있으므로, 정기적인 검진은

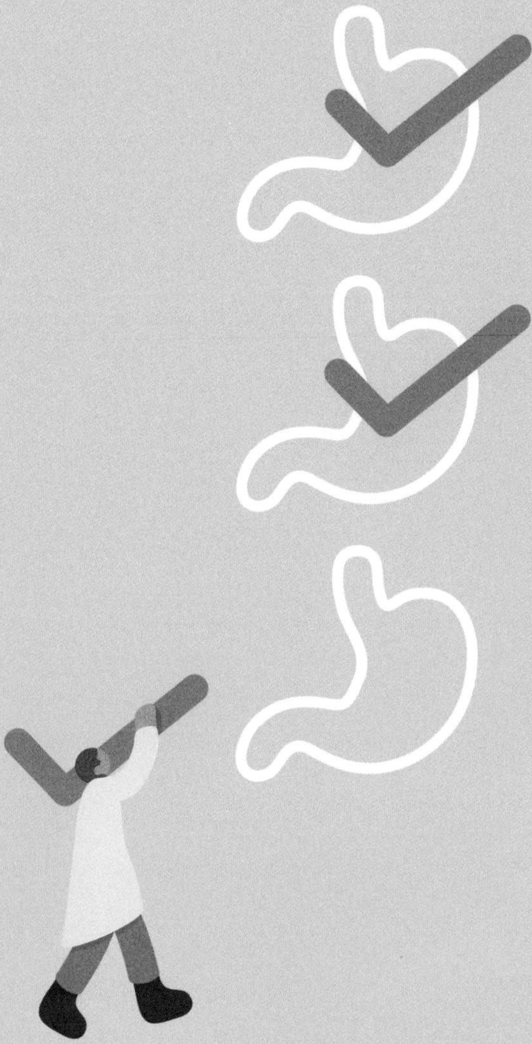

위암 예방을 위해 필수적이다.

국가암검진 사업 결과를 토대로 분석한 연구 결과, 위내시경 검진을 시행한 군에서는 위암이 국소 병기에 진단된 경우가 53.8%였다. 하지만 검진을 시행하지 않은 군에서는 40.6%였다. 검진을 시행한 군에서 비교적 조기에 암을 진단할 수 있었고 위암의 사망률이 49%나 감소했음이 나타났다. 따라서 정기적인 위내시경 검진은 매우 중요하다.

헬리코박터 제균 치료

헬리코박터균의 제균 치료는 위암 예방의 가장 중요한 전략 중 하나이다. 여러 대규모 무작위 대조 시험 분석 결과, 제균 치료를 받은 사람은 그렇지 않은 사람보다 위암 발생률이 약 50% 감소했다. 특히, 위축성 위염이나 장상피화생이 이미 존재하는 환자에게도 제균 치료를 시행하면 위 점막 손상을 멈추거나 역전시키는 효과가 있다. 최근 이루어진 국내의 대규모 인구를 대상으로 한 연구에서도 20대 이상 전 연령에서 예방 효과가 있다고 증명되었다.

금연

대규모의 국내 연구에서는 금연자와 지속 흡연자의 암 발생 위험을 비교했을 때, 위암 위험의 경우 금연자에서 지속 흡연자 대비 약 14% 감소한 결과가 보고되었다. 또한 금연 기간이 늘어날수록 발병

위험이 점진적으로 감소하며, 10년 이상 금연을 유지하면 위암 발생 위험이 비흡연자 수준으로 회복된다고 한다.

금주

위암을 예방하기 위해서 하루에 어느 정도의 알코올이 허용되는지에 대해서는 다양한 기준이 있다. 미국 암학회에서는 남자는 하루 2잔 이내, 여자는 하루 1잔 이내로 알코올 섭취를 제한하도록 하고 있으며, 중등도 음주자가 음주를 경도 수준으로 줄였을 경우 위암 위험이 약 20% 감소하는 것으로 알려져 있다.

염분 섭취 줄이기

연구에 따르면 고염식을 저염식으로 바꾸면 약 10~40% 수준의 위암 위험성이 감소하므로, 하루 한 작은 숟가락(5g 이하, 나트륨 2g 이하) 정도의 소금이 적정 섭취량이다. 음식 조리 시 간장, 고추장, 된장 사용을 줄이고, 신선한 재료를 사용하며, 국물보다 건더기를 위주로 섭취하는 것이 바람직하다.

과일과 채소 섭취 늘리기

비타민 C, 비타민 E, 카로티노이드, 폴리페놀 등 항산화 성분이 풍부한 과일과 채소는 위 점막 손상을 줄이고, 니트로사민 형성을 억제한다. 하루 400g 이상(2~3회분)의 채소와 과일을 섭취하는 것이 권장되며 다양한 색깔(녹색·노랑·빨강)의 채소를 고루 섭취하면 항산화 효과를 극대화할 수 있다.

적정 체중 유지

비만은 특히 위암의 발생을 촉진하므로 규칙적인 신체 활동과 균형 잡힌 식사로 BMI 18.5~23 사이의 적정 체중을 유지하는 것이 중요하다.

건강한 식습관

서구식 고지방·고열량 식단보다는 지중해식 식단이 위암 예방에 효과적이라는 보고가 있다. 지중해식 식단은 식물성 식품 중심(과일, 채소, 견과류, 통곡물), 적당한 생선과 올리브유 섭취, 붉은 고기·가공육 제한을 특징으로 한다. 이러한 식습관은 염증 반응과 산화 스트레스를 줄이고, 발암물질에의 노출을 감소시킨다.

03

위암의 종류와 특성

박준철 연세암병원 위암센터 교수(소화기내과)
윤지훈 연세암병원 위암센터 교수(소화기내과)

위암은 위에서 발생하는 모든 악성 종양을 말한다. 그중 대부분은 위선암이라는 형태로 나타나는데, 그래서 보통 '위암'이라고 하면 위선암을 뜻한다. 한편, 위에는 위선암 이외에도 악성 림프종, 신경내분비 종양, 위장관 간질 종양, 다른 장기에서 전이된 암이 생기기도 한다.

이 장에서는 위선암을 기준으로 위암의 종류와 특성을 확인해 보고, 위선암 이외에 위에 발생하는 악성 종양에 대해서도 간단하게 살펴보고자 한다.

위암: 조기 위암과 진행성 위암

위선암은 위 점막에서 점액과 소화효소를 분비하는 분비샘 세포가 악성 변화를 일으켜서 시작되는 암이다. 위선암은 크게 조기 위암과 진행성 위암으로 분류할 수 있다. 위암을 진단받은 환자가 가장 궁금해하는 암의 병기(1기~4기)를 보자면, 원격 전이가 있는 4기를 제외한다면 내시경이나 수술을 통한 절제 후에만 정확히 알 수 있다. 그래서 진단 시점에서는 보통 조기 위암 또는 진행성 위암으로 구분한다.

조기 위암과 진행성 위암을 나누는 기준은 암세포가 위벽의 얼마나 깊은 곳까지 침범했는가다. 위벽은 아래 그림처럼 4개의 층으로 이루어져 있고, 얕은 층부터 순서대로 점막층, 점막하층, 근육층, 장막

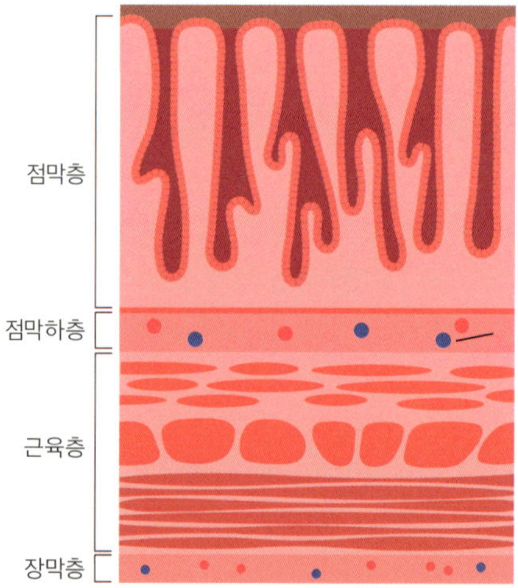

[그림 3-1] 위벽의 분류(점막층, 점막하층, 근육층, 장막층)

층이라고 한다. 점막층에서 시작한 암세포가 근육층까지 침범했을 때 진행성 위암이라고 하고, 암세포가 점막층이나 점막하층에 국한되어 있다면 조기 위암이라고 한다.

위암을 처음 진단하면 내시경을 통해 관찰한 육안적인 형태로 조기 위암 또는 진행성 위암을 구분하고, 각각을 세부 분류해서 이후 진단 과정의 기초로 삼는다.

위암의 분류: 조기 위암

조기 위암은 I형, II형, III형의 세 가지로 나뉜다.

- **I형 조기 위암**: 돌출형(융기형). 주위 점막보다 뚜렷하게 튀어나온 형태.
- **II형 조기 위암**: 표면형.
    - **IIa형 조기 위암**: 표면 융기형. 약간 융기된 형태.
    - **IIb형 조기 위암**: 표면 평탄형. 편평한 형태.
    - **IIc형 조기 위암**: 표면 함몰형. 표면 일부가 함몰된 형태.
- **III형 조기 위암**: 궤양형(함몰형). 점막이 깊게 결손된 궤양이 관찰되는 형태.

조기 위암 중 가장 흔한 형태는 IIc형으로 알려져 있다. 또한 두 가지 이상의 형태가 섞여 있는 혼합형 조기 위암도 있다(예: IIa+IIc형, IIc+III형).

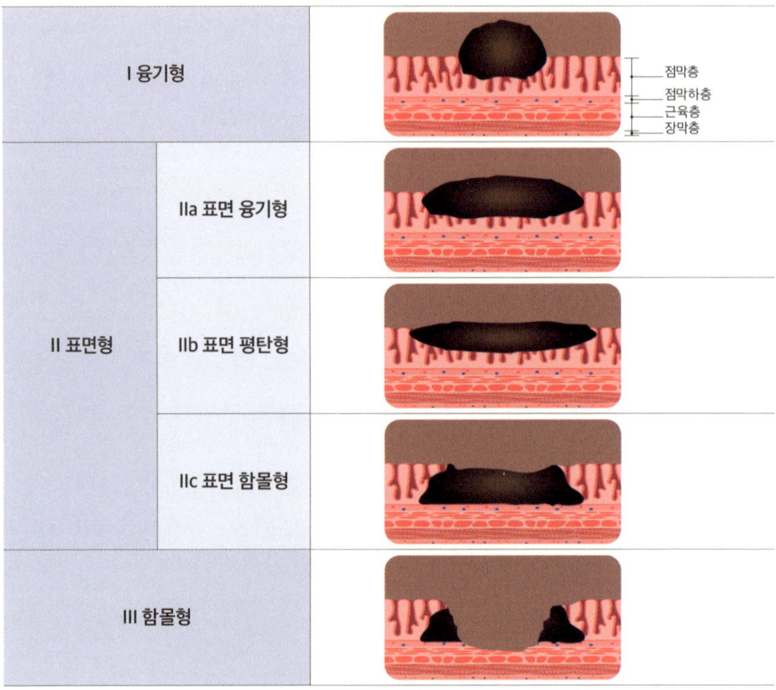

[그림 3-2] 조기 위암의 분류(I형, IIa형, IIb형, IIc형, III형)

위암의 분류: 진행성 위암

진행성 위암은 네 가지로 분류한다. 이 분류는 1926년에 보만(Borrmann)이 제안한 분류로, 앞에 '보만'의 이름을 붙여 각각 보만 1형, 보만 2형,

보만 3형, 보만 4형으로 부른다.

- **보만 제1형 진행성 위암**: 돌출형(융기형). 덩어리처럼 튀어나온 형태로 표면에 뚜렷한 궤양은 없다.
- **보만 제2형 진행성 위암**: 궤양형. 깊은 궤양이 있고 주변이 융기되어 제방처럼 보인다.
- **보만 제3형 진행성 위암**: 궤양 침윤형. 궤양이 있으면서 암이 주변으로 파고 들어가는 형태이다.
- **보만 제4형 진행성 위암**: 미만성 침윤형. 덩어리나 궤양을 만들지 않고 위벽이 넓게 두꺼워지는 형태이다.

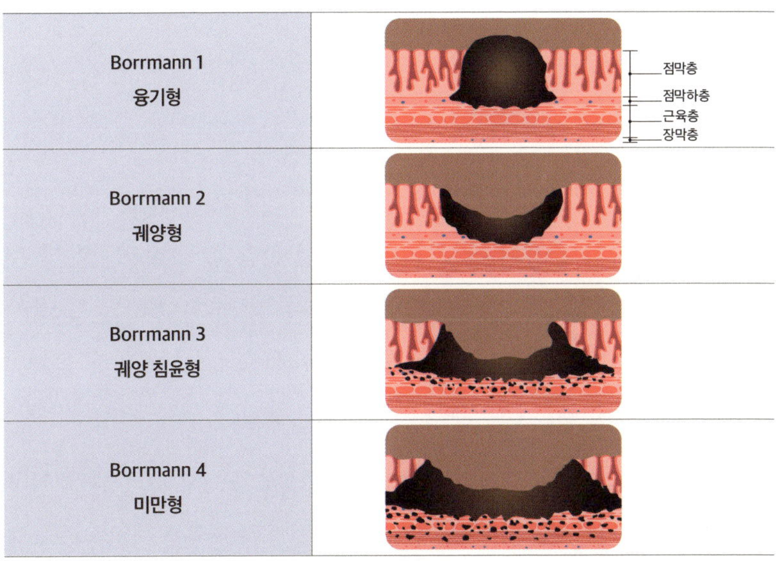

[그림 3-3] 진행성 위암의 분류(Borrmann 1형, 2형, 3형, 4형)

가장 흔한 진행성 위암의 형태는 보만 제3형이다. 보만 제4형 위암의 경우 암세포가 점막 표면으로 노출되지 않는 경우가 많다. 이는 암세포가 점막하층에 주로 존재하기 때문인데, 보만 제4형 위암에서 점막 부분은 정상처럼 보이기도 한다. 대신 위의 주름이 두꺼워지고, 암이 침범해 있는 부위가 단단해지면서 내시경 검사에서 공기를 넣어도 위가 잘 팽창하지 않는 특징이 있다.

이처럼 암세포가 점막 표면에 없기 때문에 내시경 검사를 통한 조직 검사로 진단이 안 될 때가 많다. 이런 경우 진단을 위해서는 조직검사를 수차례 반복해서 시행하거나, 위벽 전체를 관찰하기 위한 CT 검사 또는 초음파 내시경 검사, 심지어 외과적 수술로 조직 확인이 필요한 경우도 있다.

위암의 특성

위암과 같은 악성 종양이 악성이 아닌 양성 종양과 구분되는 가장 큰 차이점은 신체의 다른 곳으로 전이를 한다는 점이다. 전이는 암이 처음 발생한 원발 부위 근처의 장기나 림프절에서도 관찰되지만, 혈액을 타고 멀리 떨어져 있는 장기에서 나타나기도 한다.

위 주변에는 림프 조직이 풍부하게 발달해 있어서, 조기 위암이라 하더라도 위 주변 림프절에 암이 전이해 있는 경우가 적지 않다. 그래서 위암의 진단 과정에서는 조기 위암이든 진행성 위암이든 상관없이

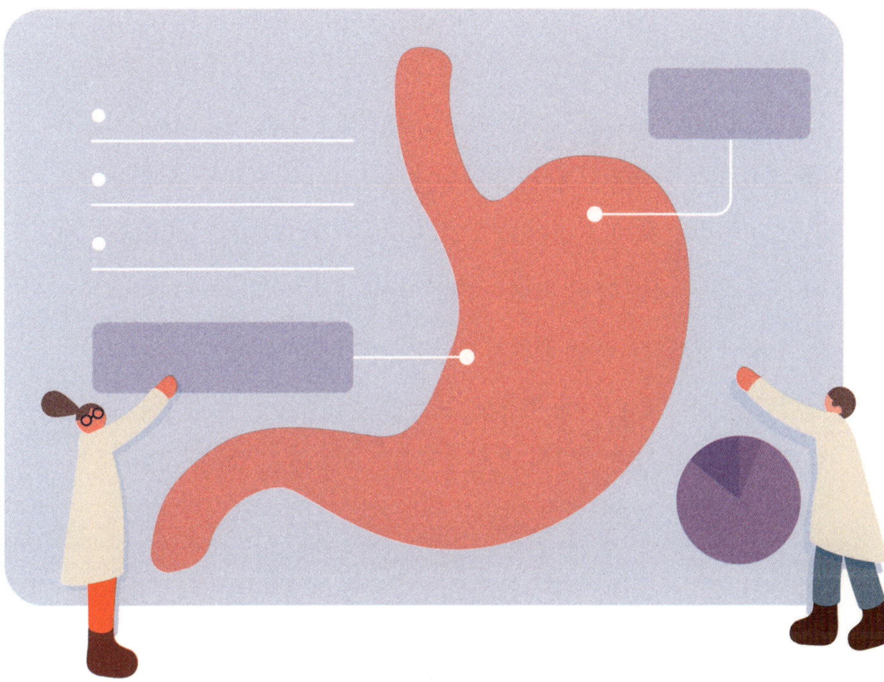

림프절 전이 여부를 확인하는 것이 중요하다. 한편 수술을 통해 위암을 절제하는 경우에도, 림프절 전이가 잘되는 위암의 특성을 고려하여 위 주변의 림프절을 넓은 범위로 절제한다.

위암은 다른 장기로도 전이할 수 있다. 이를 원격 전이라고 하는데, 혈액을 통해 대표적으로 간과 같은 다른 장기에 전이할 수 있다. 또한 위는 복강에 맞닿아 있기에 복강을 둘러싸고 있는 막인 복막으로의 전이가 흔하고, 복막을 통해 난소 등의 복강 내 다른 장기로 전이하기도 한다.

흔히 암을 '침묵의 살인자'라고 하듯, 위암 또한 어느 정도 진행하기 전까지는 증상을 유발하지 않는 경우가 많다. 위암이 진행하면 체중 감소, 빈혈, 위장관 출혈과 같은 증상이 나타나지만, 이러한 증상이 보일 때는 이미 암이 많이 진행해 버린 경우가 대부분이다. 내시경이나 수술을 통한 완전 절제가 가능한 초기 단계에서는 보통 증상이 나타나지 않는다. 이러한 이유로, 국가에서 권장하는 정기적인 검진을 통해 위암을 초기에 진단하고 적극적으로 치료하는 것이 중요하다.

위선암을 제외한 위의 악성 종양

위에 발생하는 악성 종양은 대부분이 위선암이다. 그런데 흔하지 않지만, 위선암이 아닌 악성 종양도 위에 생길 수 있다. 위선암이 위 점막의 분비샘 세포에서 기원한 암인 데 반해 여기서 설명할 위선암이 아닌 악성 종양들은 그 발생 기원이 위선암과 다르고 성격도 다르다.

위 악성 림프종

위 악성 림프종은 전신 어디에서나 발생할 수 있는 혈액암인 림프종의 일종이다. 위에서 발생하는 악성종양의 1~5%를 차지하며 위선암 다음으로 많다.

림프종은 세포병리학적으로 다양한 세부 분류가 있는데, 위에서 가장 흔한 림프종은 점막연관 변연부 B세포 위 림프종(Gastric Extranodal Marginal Zone B-cell Lymphoma of MALT)이다. 그다음으로는 미만성 거대 B세포 림프종(Diffuse large B-cell Lymphoma, DLBCL)이 흔하다.

림프종은 혈액암의 일종으로 일반적인 고형암과 성질이 다르며 치료도 다르다. 내시경이나 수술을 통한 완전 절제를 시도하는 고형암과 다르게, 혈액암인 위 악성 림프종에서는 방사선 치료나 전신 항암치료가 치료의 기본이 된다.

림프종의 세포병리학적 세부 분류 중 일부 경우에서는 치료 없이 경과 관찰하기도 하며, 위에서 가장 흔한 점막연관 변연부 B세포 위 림프종에서는 헬리코박터균에 대한 제균 치료만으로도 충분한 치료 효과를 보이기도 한다.

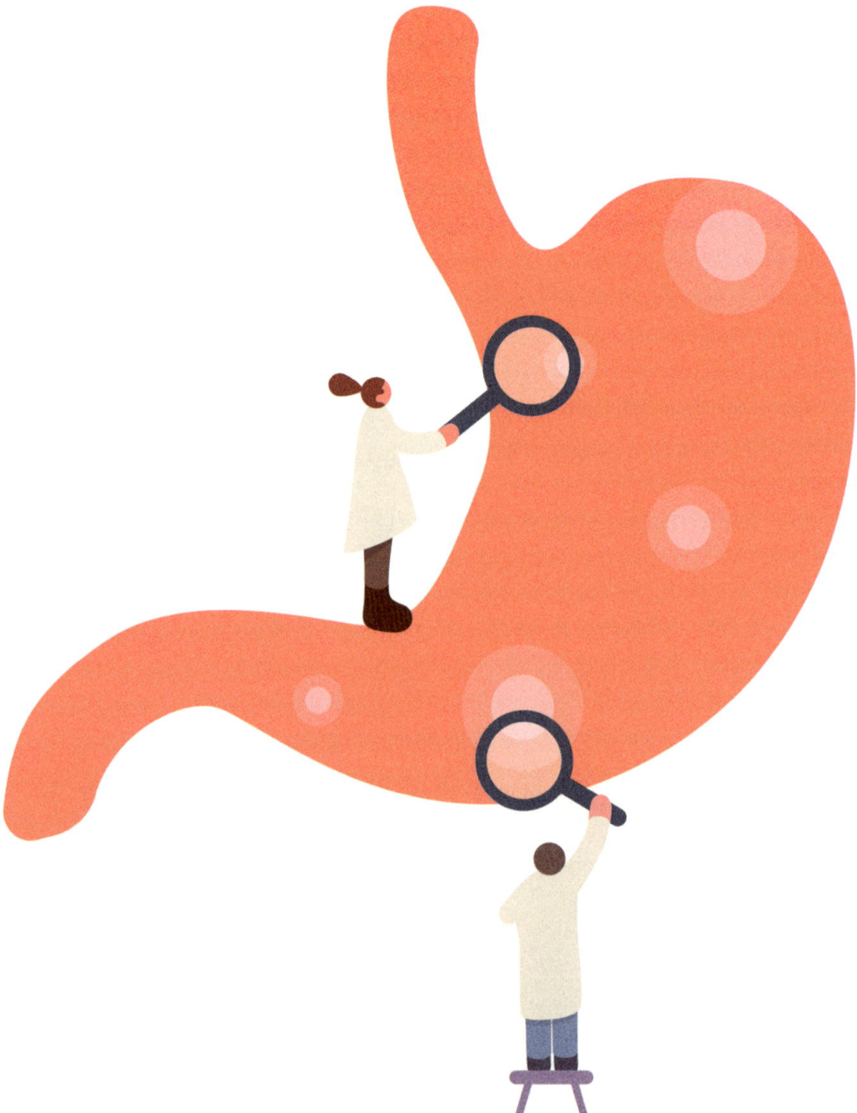

위 신경내분비 종양

신경내분비 종양은 유암종(Carcinoid)이라고도 부르는데, 호르몬을 분비하는 세포에서 생기는 종양이다. 신경내분비 종양은 주로 소장에서 발생하지만, 위에서 발생하는 경우도 전체의 9% 정도를 차지한다. 위 신경내분비 종양은 보통 점막층의 깊은 곳이나 점막하층에서 자라나서 더 깊은 곳으로 침윤하며, 다발성으로 여러 개의 병변이 동시에 나타나기도 한다. 위 신경내분비 종양의 경우 종양이 국한되어 있는 조기에 진단한다면 내시경이나 수술을 통해 절제하고, 그렇지 않다면 전신 항암 치료를 시행한다.

위장관 간질 종양

위장관 간질 종양(Gastrointestinal Stromal Tumor, GIST)은 위장관의 운동을 조절하는 세포에서 발생하는 종양으로, 점막이 아닌 위벽의 근육층에서 발생한다. 모든 위장관 간질 종양은 악성화 가능성을 가지고 있지만, 크기가 작은 무증상의 종양에서는 악성화하지 않는 양성 경과를 보이기도 한다. 종양이 위벽의 깊은 곳에 있기에 점막보다 아래층의 위벽을 관찰할 수 있는 초음파 내시경이 주요한 진단 도구이며, 악성화 가능성이 높다면 보통 수술적으로 절제한다.

전이암

다른 장기에서 발생한 암이 위로 전이되는 경우도 있다. 악성 흑색종, 폐암, 유방암 등이 위로 전이되는 대표적인 암종이다. 이 경우 병변은 위에 있지만 원발암의 특성을 가지며, 치료 또한 원발암에 대한 치료를 한다.

04

위암의 내시경 치료

이상길 연세암병원 위암센터 교수(소화기내과)

장진원 연세암병원 위암센터 교수(소화기내과)

위암 치료로는 일반적으로 수술을 떠올리게 되지만, 아주 초기 단계의 위암(조기 위암)은 내시경으로도 치료할 수 있다. 내시경 치료는 입을 통해 넣은 가느다란 내시경 기구로 암을 직접 확인하고, 그 부위를 절제하여 제거하는 방법이다. 배를 열지 않으므로 수술보다 훨씬 덜 부담스럽다.

쉽게 말해, 내시경 치료는 "위 속에 있는 작은 암을 카메라와 특수 기구로 떼어 내는 시술"이라고 이해하면 된다.

내시경 치료 방법

내시경 치료에는 크게 두 가지 방법이 있다.

내시경 점막 절제술(Endoscopic Mucosal Resection, EMR)

작은 크기의 조기 위암을 내시경으로 잘라 내는 방법이다. 간단하고 시술 시간이 짧다. 작은 크기의 조기 위암을 제거할 때 사용한다. 암 주위에 생리식염수를 주입해 병변을 띄운 뒤, 올가미 모양의 기구로 잘라 낸다.

- **장점:** 시술이 간단하고 시간도 짧다.
- **단점:** 암이 조금만 크거나 모양이 복잡해도 완전 제거가 어렵다.

내시경적 점막하 박리술(Endoscopic Submucosal Dissection, ESD)

조금 더 크거나 모양이 복잡한 암을 제거할 때 사용한다. 내시경으로 점막층 아래를 박리해 암을 통째로 제거한다. 기술적으로 더 어렵지만, 한 번에 완전 절제가 가능하다는 장점이 있다.

- **장점:** 크기가 크거나 모양이 불규칙한 암도 완전 절제가 가능하다.
- **단점:** 시간이 오래 걸리고, 시술 난이도가 높으며, 출혈이나 천공 같은 합병

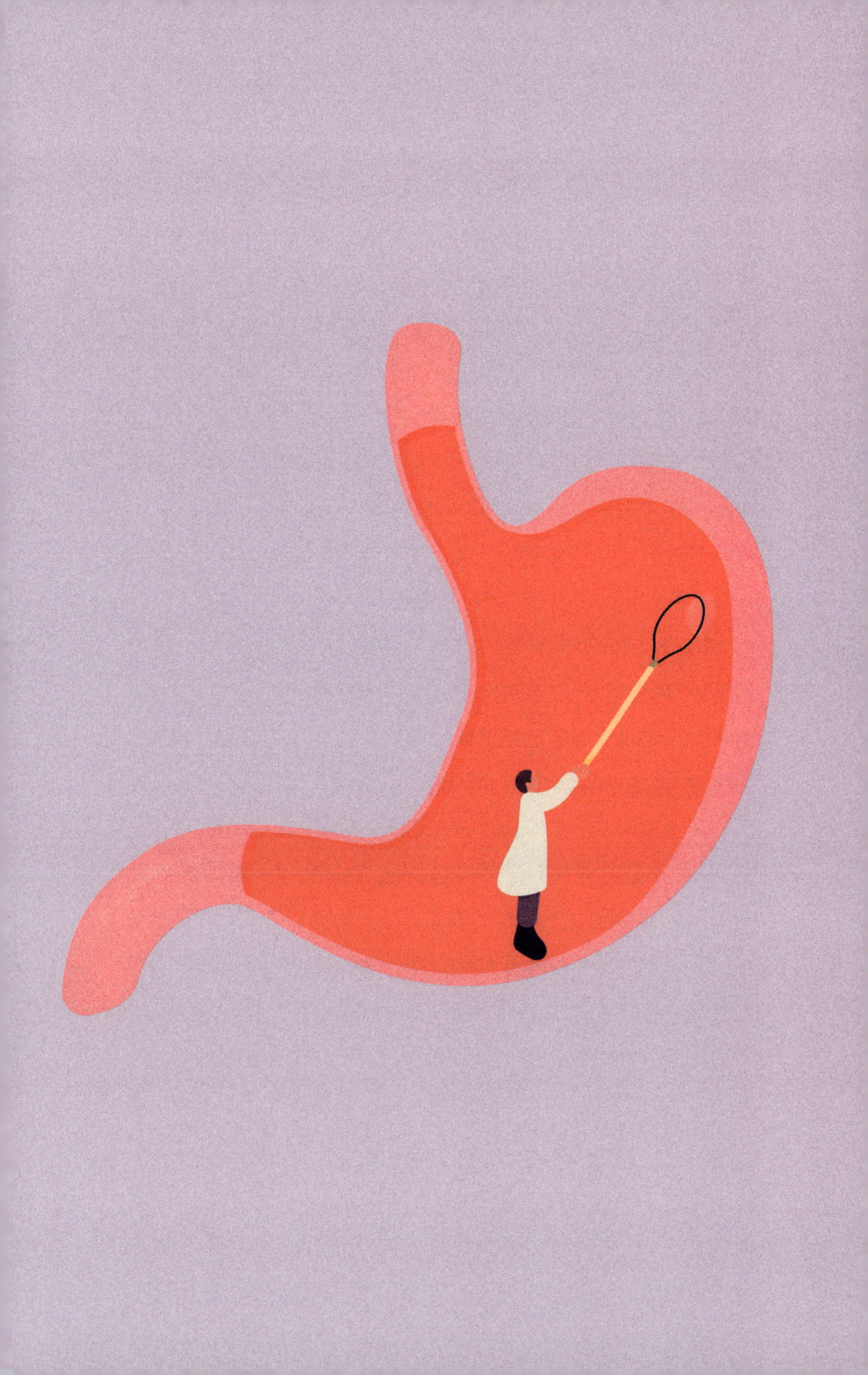

증 위험이 있다.

점막 또는 점막하층에 국한된 조기 위암의 경우 내시경적 절제를 통해 완치를 기대해 볼 수 있다. 과거에는 내시경적 점막 절제술을 이용하여 조기 위암을 절제하기도 했다. 그런데 내시경 및 내시경 주변 기기가 발전하고 내시경 시술자들이 기술적으로 숙련됨에 따라서 최근에는 점막층뿐만 아니라 점막하층의 일부를 절제하는 내시경적 점막하 박리술이 시행되고 있다. 점막하 박리술이 점막 절제술에 비해 국소 재발 가능성을 낮춘다는 것이 알려지면서, 현재에는 내시경적 절제가 가능할 것으로 판단되는 조기 위암의 경우 내시경적 점막하 박리술이 주된 치료 방법으로 자리 잡았다.

시술은 크게 절제 범위를 결정, 표시하는 과정(그림 4-1의 사진 1)과 에피네프린과 생리식염수 혼합액을 점막 아래층에 직접 주입하여 병변을 위의 근육층으로부터 분리하는 과정(그림 4-1의 사진 2), 전기 나이프(Needle Knife, IT Knife, Dual Knife 등)를 이용하여 점막 및 점막하층을 절제하는 과정(그림 4-1의 사진 3)으로 이루어진다.

병변이 있는 위 점막 주위에 절제 범위를 결정하여 표시한 뒤 주사침으로 에피네프린과 생리식염수 혼합액을 적당량 주입하여 병변 부위가 볼록하게 부풀어 오르게 한다. 이후 전기 나이프를 이용하여 점막 및 점막하층을 절제한다. 절제가 끝나면 절제로 인한 궤양이 발생한다(그림 4-1의 사진 4). 이 시술은 개복 수술이 아니므로 전신마취가 필요 없고 일반적인 내시경 검사를 하듯이 암 병변이 있는 점막만 절제하므로 위의 기능도 완전히 보존할 수 있다. 또한 출혈이나 천공 등의 합병증이 발생하지 않는다면 시술 후 2~3일 정도 입원하여 안정을 취한 다음에 정상적인 활동을 할 수 있다.

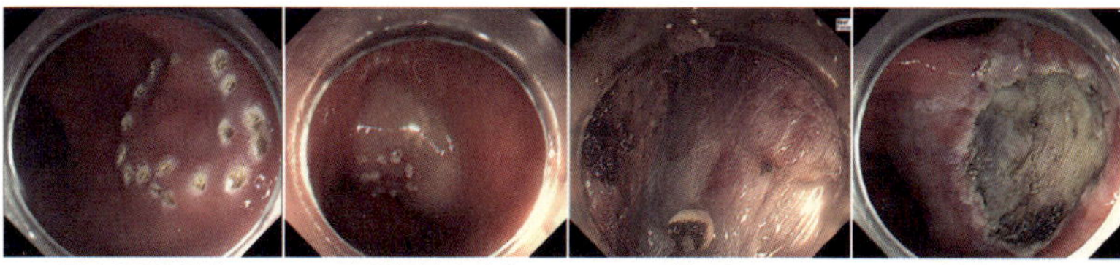

절제 범위를 결정, 표시하는 과정 / 점막 박리술을 위해 혼합액을 주입한 이후의 사진 / 점막하층을 절제하는 과정 / 점막하 박리술 이후의 상태

[그림 4-1] 내시경적 점막하 박리술의 실제 사진

어떤 환자에게 적용되는가?

내시경적 점막하 박리술로 치료 가능한 환자는 전체 위암 환자 중 20~30% 정도에 해당한다. 우리나라는 국가에서 조기 위암을 선별하기 위한 목적의 위내시경을 권장하고 있고, 대부분의 대학병원에 첨단 내시경 기기가 도입되어 있어 작은 크기의 위암도 발견할 수 있게 되었다. 따라서 과거에 비해서는 내시경적 치료의 대상자가 될 수 있는 환자 수가 증가하고 있다.

다만, 현재 이 시술을 할 수 있는 경우는 조기 위암 중에서도 다음 조건을 충족해야만 한다.

첫째, 암이 점막층에만 국한되어 있어야 한다.

둘째, 암의 크기가 작아야 한다(보통 2cm 이하, 경우에 따라 확대 기준 적용 가능).

셋째, 암의 분화도가 좋아야 한다(분화도에 따라 기준이 달라짐).

넷째, 궤양이 없어야 한다.

더불어 식도-위 경계부나 유문부에 너무 가까운 경우는 기술적으로 절제가 어려운 경우가 있다.

즉, 조기 발견이 무엇보다 중요하다. 정기적인 내시경 검진을 통해 암을 빨리 찾는 이유가 바로 여기에 있다. 이렇게 제한이 많은 이유는 암의 '벽내 진전'과 '림프절 전이' 가능성 때문이다. 내시경적 점막하 박리술은 육안으로 보이는 암 병변만 절제하기에 암세포가 그 주변이나 림프절에 남아 있을 가능성이 항상 존재하고, 이는 곧 암의 재발을 뜻한다. 림프절 전이 가능성이 낮은 조기 위암에 대한 많은 연구 결과를 종합해 보면, 위에 열거한 조건을 충족해야 비교적 안전한 내시경적 점막하 박리술의 대상이 된다. 그러므로 우선은 조기 위암 중에서도 암이 점막층 내에만 국한되어 있다고 진단받은 환자에게만 내시경적 점막하 박리술을 시행한다.

그런데 현재 사용하고 있는 여러 가지 진단법을 동원하더라도 시술 전에 암의 위벽 침윤도와 림프절 전이 여부를 정확하게 판정할 수 없다는 것이 문제다. 다만 최근에는 내시경 초음파를 이용하여 위암이 점막에 국한되어 있는지 점막하층에 침윤되어 있는지를 확인하기도 한다. 시술이 끝나고 난 뒤에 절제된 점막은 병리 의사에게 보내 상세한 병리학적 분석을 한 뒤 최종적인 판정을 한다. 예상대로 암이 점막 내에 국한되어 있으면 내시경적 점막하 박리술로 치료가 끝난다. 그러나 암이 점막하층까지 침윤해 있거나 떼어 낸 점막의 가장자리까지 암세포가 있는 경우, 림프관 또는 혈관 내에서 암세포가 발견될 경우에는 불완전 절제로 보고 추가적인 치료로 위절제술을 시행한다.

내시경 치료의 장점과 단점

장점

- 배를 열지 않으므로 회복이 빠르고 흉터가 남지 않는다.
- 위를 대부분 보존할 수 있어 식사와 생활의 질이 유지된다.
- 고령 환자나 전신 상태가 좋지 않은 환자에게도 부담이 적다.

단점

- 림프절 전이 여부를 알 수 없어 일부 환자는 추가 수술이 필요할 수 있다.
- 시술 중 혹은 이후에 출혈이나 위 천공(위벽이 뚫림) 같은 합병증이 생길 수 있다.
- 암이 다시 생기거나(재발), 다른 부위에 새로 생길 수도 있어, 정기적인 추적검사가 필수다.

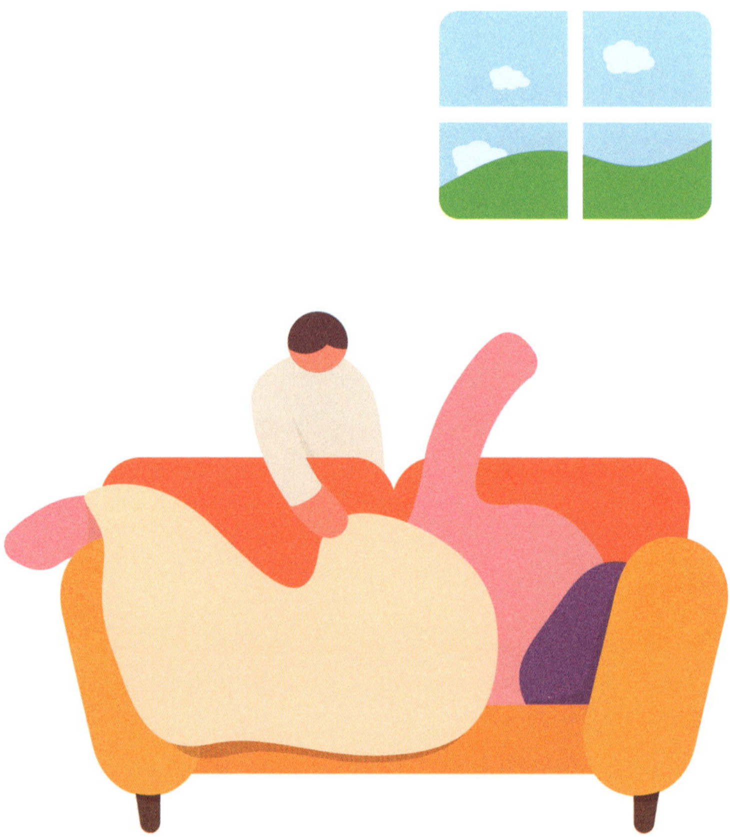

내시경 시술 후 관리

시술 직후, 식사는 위가 회복될 시간을 주기 위해 며칠간 금식하거나 미음·죽 같은 부드러운 음식으로 시작한다. 이후 차츰 정상 식사로 돌아가지만, 과식과 자극적인 음식은 피하는 것이 좋다. 술과 담배는 위 점막 회복을 방해하고 재발 위험을 높일 수 있어 금해야 한다.

내시경적 치료는 위 전체를 절제하지 않고 병변 부위만 제거하기 때문에 남은 위에서 새로운 암이 생기거나, 같은 자리에 재발할 수 있다. 따라서, 3~6개월 간격으로 내시경과 CT 검사를 하며 재발 여부를 확인한다.

치료 후에도 정기 검진과 생활 습관 관리(금연, 절주)가 중요하다.

내시경 치료 후에도 환자들은 '혹시 재발하지 않을까?' 하는 불안감을 갖기 쉬우나 정기적으로 추적검사를 받고, 생활 습관을 잘 관리하면 완치율이 높다.

내시경, 배를 열지 않고도 치료할 기회!

내시경 치료는 조기 위암 환자에게 수술만큼이나 높은 완치율을 보일 수 있는 치료법이다. 다만, '조기 발견'이 전제 조건이다. 국가 검진이나 정기적인 내시경 검사를 통해 위암을 초기에 발견한다면, 배를 열지 않고도 치료할 기회를 잡을 수 있다.

05

위암 환자의 영상 검사

서니은 연세암병원 위암센터 교수(영상의학과)

위암 진단을 받게 되면 수술을 비롯한 치료 계획을 세우게 되는데, 이를 위해 필요한 것이 바로 CT(컴퓨터단층촬영) 검사이다.

수술 전 CT 검사는 왜 필요할까?

CT는 몸속을 여러 단면으로 촬영하여, 암의 정확한 위치와 크기, 그리고 주변 장기나 림프절로의 전이 여부를 확인할 수 있게 해 준다. 즉, 위암과 싸우기 위한 작전 지도를 만드는 역할을 하는 셈이다.

CT를 통해 위암의 깊이가 어느 정도인지, 위암이 다른 장기로 퍼졌는지 수술 전에 미리 파악할 수 있다. 또한 수술 범위를 결정하고 내시경 치료나 항암 치료 여부를 결정하는 데 도움이 된다.

반면에 아주 초기의 작고 얕은 암은 CT에서 잘 보이지 않을 수 있다. 또한 CT 검사의 단점으로는 방사선 노출이 있고, 일부 환자에서는 조영제를 사용할 때 부작용이 있을 수 있다. 따라서 이러한 득실을 고려하여 CT 촬영을 하게 된다.

조기 위암일 때 CT 검사가 꼭 필요할까?

국내에서는 국가 암검진 확대와 내시경 치료 기술의 발달에 힘입어 조기 위암의 비중이 계속 증가하고 있다. 2019년 대한위암학회 조사 결과에 따르면 전체 위암 환자의 60% 이상이 조기 위암으로 진단된다. 조기 위암은 말 그대로 초기에 발견된 위암으로, 암이 위 점막 혹은 점막하층에만 국한된 상태이다. 따라서 적절한 치료를 받으면 완치율이 매우 높은 병기의 암이다.

그렇다면 이런 조기 위암에서도 CT 검사가 꼭 필요할까?

내시경을 통한 조직 검사로 대부분의 조기 위암을 잘 진단할 수 있지만, 내시경은 위의 내강만을 관찰하기 때문에 바깥쪽으로의 침범 깊이를 정확히 판단하는 데 제한이 있다. 그러므로 암이 어디까지 퍼져 있는지는 CT로 확인할 필요가 있다. 조기 위암처럼 보이지만, 드물게 이미 림프절로 전이되었거나 위벽을 깊이 침범한 진행성 위암일 수도 있기 때문이다.

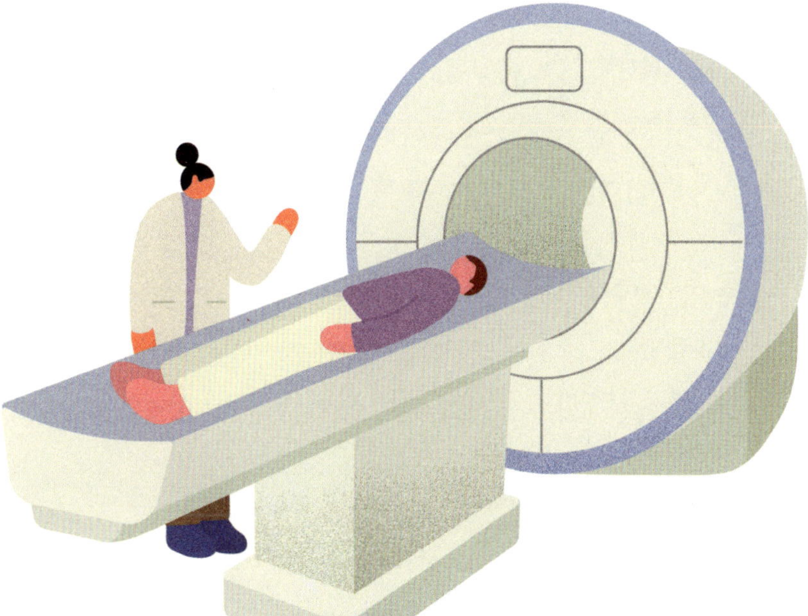

또한 조기 위암은 특정 조건을 충족하는 경우 수술뿐 아니라 내시경으로 암을 제거할 수도 있다. 하지만 이것이 가능한지는 암의 위치, 크기, 전이 여부 등에 따라 달라진다. 따라서 CT 검사는 내시경 치료가 가능한지, 아니면 수술이 필요한지를 결정하는 데 큰 역할을 한다.

하지만 조기 위암의 CT 검사에서 어려운 점도 있다.

즉 조기 위암은 작아서 잘 안 보일 수 있다. 조기 위암은 점막에만 국한된 얕은 병변이 많기 때문에, CT에서는 암 병변 자체가 잘 보이지 않을 수 있다. 따라서 내시경 검사와 병행이 필수이다.

또한 림프절 전이 유무를 구분하는 것이 내시경 치료와 수술적 치료를 결정하는 데 중요하지만, CT로 이를 완벽하게 구분하기는 어렵다. CT에서는 주로 크기 기준으로 림프절의 전이 여부를 판단하는데, 작은 림프절에도 전이가 있을 수 있고, 큰 림프절도 반응성으로 커질 수 있기에 현재 기술로는 이를 정확히 진단하는 데 한계가 있다.

결론적으로 조기 위암일 때도 CT 검사가 필요하지만 여러 제한점이 있으므로 내시경 검사, 병리 결과, 환자 상태 등과 함께 종합적으로 판단해야 한다.

조기 위암인데, PET-CT도 꼭 찍어야 하나?

위암이 진단되면 환자들은 종종 이렇게 걱정을 털어놓는다.

"PET-CT도 찍어야 하는 것 아닌가요? 다른 데로 퍼진 건 아닐까요?"

PET-CT(양전자방출단층촬영)는 몸 전체를 한 번에 촬영해 암이 다른 곳으로 전이되었는지 살펴볼 수 있는 검사이다. 하지만 조기 위암이라면 얘기가 다르다.

PET-CT는 암세포가 좋아하는 포도당 유사물질인 FDG(F-18 Fluorodeoxyglucose)를 몸에 주사한 뒤, 그 물질을 많이 섭취하는 부위를 영상으로 보여 주는 검사이다. 즉 '에너지를 많이 쓰는 세포', 보통 암세포를 찾는 데 특화된 검사이다.

하지만 조기 위암에서는 PET-CT의 효과가 제한적이다.

조기 위암은 암이 위 점막이나 점막 바로 아래에만 국한되어 있어 세포의 활동량이 적고 크기도 작다. 그러므로 PET-CT에서 사용하는 포도당 물질을 거의 흡수하지 않거나 매우 적게 흡수한다. 쉽게 말해, PET-CT는 활발하게 활동하는 큰 암은 잘 찾아내지만 작고 조용한 조기 위암은 찾기 어렵다. 또한 PET-CT의 해상도는 일반적으로 CT보다 낮으므로 작은 병변이나 국소 림프절 전이는 PET-CT에서 놓칠 수도 있다.

조기 위암 환자에게서 수술 전 PET-CT의 유용성은 낮으며 CT 단독 검사에 비해 뚜렷한 추가적 이득이 없다는 것이 여러 연구에서 일관되게 보고되고 있다. 국제적인 위암 가이드라인에서도 조기 위암 환자에게 PET-CT를 권장하지 않으며, 전이 의심 소견이 있는 경우에만 선택적으로 시행하도록 명시하고 있다. 즉, 조기 위암에서는 CT 단독으로도 충분하며 PET-CT는 일반적으로 시행할 필요가 없다. PET-CT는 진행성 위암이나 전이 의심 사례, 또는 치료 전 병기 결정이 불확실

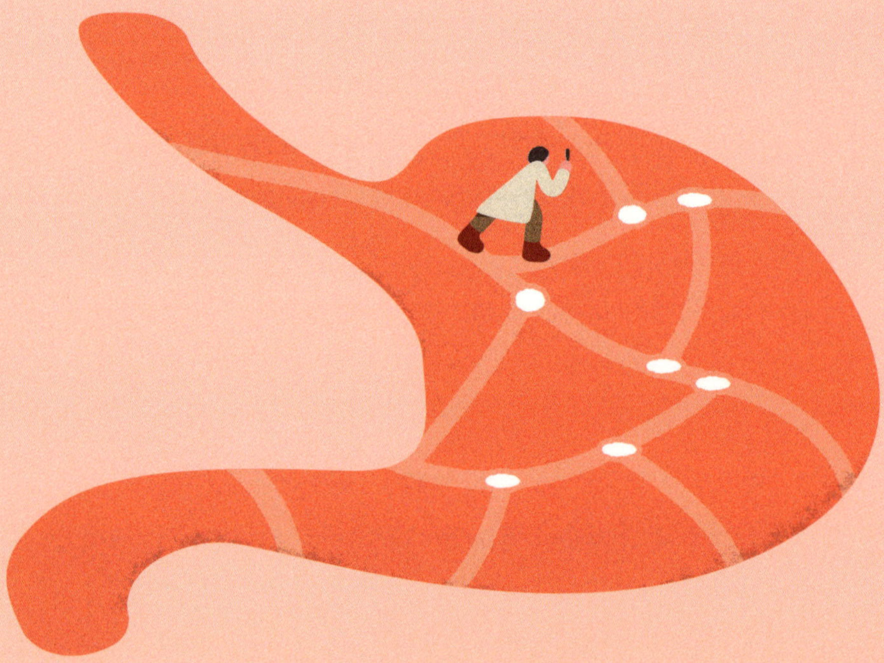

한 경우에 한해서 선택적으로 사용된다.

수술 후에도 CT 검사를 계속 받아야 하나?

위암으로 수술을 받았다고 해서 모든 치료가 끝난 것은 아니다. 앞으로의 재발 여부를 지켜보고 몸 상태가 잘 회복되는지 확인하는 것이 중요하다. 이때 활용되는 중요한 도구가 바로 CT 검사이다.

수술 후 증상이 있을 때는 초기에 CT를 찍으면 출혈, 감염, 누공 등의 합병증이 생겼는지 확인할 수 있다. 특히 복강경 수술 중에는 복부 내부 상태를 전체적으로 확인하기 어려우므로 CT가 도움이 된다.

위암 수술 후 위 주변이나 다른 장기에서 암이 재발할 수 있는데, CT는 이런 재발을 조기에 발견할 수 있는 가장 효과적인 방법 중 하나이다. 또한 위암 치료 후 다른 장기에 다른 새로운 질환이 생겼는지도 동시에 확인할 수 있다

환자 상태나 병원에 따라 달라질 수 있지만 대체로 수술한 지 6~12개월 후에 CT로 초기 재발 여부를 확인하고, 이후 최소 3~5년간 매년 1회씩 정기적 추적검사를 진행하게 된다.

그런데 조기 위암에서는 진행성 위암보다는 수술 후 CT의 유용성이 낮다. 조기 위암은 림프절 전이율이 낮고, 수술 후 완치율이 90% 이상이다. 따라서 조기 위암의 재발률 자체가 낮으므로 정기적인 CT로 재발을 조기에 발견할 가능성이 낮다. 조기 위암은 문합부나 잔여

위에서 재발하는 경우가 많은데, 이때는 CT보다 내시경이 진단에 더 도움이 될 수 있다. 반면에 림프절이나 위 이외 장기의 재발은 내시경으로는 발견하기 어려우므로 CT가 더 유용하다. 여러 국제적인 가이드라인에서는 조기 위암 환자에게 정기적 CT 추적검사를 강하게 권고하고 있지는 않다. 따라서 조기 위암 환자의 수술 후 정기 CT 검사는 필요한 경우, 즉 증상이 있거나 림프절 전이, 병리 소견상 고위험군 등에서 시행하는 것이 합리적일 수 있다.

CT로 인한 방사선 노출, 안전한가?

CT는 단순 X선 검사보다 수십~수백 배 높은 방사선을 사용한다. 복부 CT 1회에서 받는 방사선량은 약 5~10mSv인데, 이는 일반인이 자연 상태에서 2~3년간 받는 방사선량과 비슷하다. 의료방사선량의 선량 한도는 정해져 있지 않다. 이는 의학적 필요가 있는 경우에는 방사선 노출로 인한 위해보다 CT를 시행함으로써 얻을 수 있는 이득이 더 크다고 판단하여 CT 촬영이 정당화될 수 있기 때문이다.

검사 횟수를 최소화하고, 필요한 경우에만 CT를 시행한다면 방사선 노출이 건강에 미치는 영향은 제한적이라고 할 수 있다. 하지만 젊은 환자나 임산부 등 방사선에 민감한 사람은 검사 시행 여부를 더 신중히 결정해야 한다. 반복적인 촬영이 예상될 때는 MRI, 내시경 등 다른 방법과 병행하는 것을 고려할 수 있다. 특히 조기 위암 환자는 재발 가능성이 낮기 때문에 무증상 조기 위암 환자에게는 CT 시행 간격을 넓히거나 증상이 있는 환자, 고위험 병리 소견이 있는 환자군에서만 선택적으로 시행하는 전략이 유용할 수 있다.

06

성공적인 위암 수술을 위한 준비

김형일 연세암병원 위암센터장

김헌기 연세암병원 위암센터 교수(병리과)

환자와 보호자에게 가장 많이 받는 질문 중 하나가 "수술이 잘되었나요?"라는 것이다. '잘된 수술'의 기준은 사실 사람마다 다를 수 있다. 어떤 사람은 수술이 빨리 끝난 것, 어떤 사람은 출혈이 적었던 것, 어떤 사람은 수술 후 합병증이 적은 것을 기준으로 생각하기도 한다.

성공적인 수술의 기준

위암 수술을 하는 외과 의사에게 흔히 말하는 '성공적인 수술'의 기준은 다음과 같다.

1) 암의 완전한 제거: 근치적 절제술(암을 남기지 않기)

가장 중요한 첫 번째 기준은 암세포를 포함한 모든 암 조직을 완전히 제거하는 것이다. 이를 '근치적 절제술'이라고 부르며, 암이 인접 장기로 침윤했다면 해당 장기까지 함께 절제하고, 림프절을 깨끗하게 청소하는 것이 중요하다.

만약 암 조직이 남게 되면 몇 달 또는 몇 년 후 암이 재발할 확률이 높아진다. 따라서 수술로 떼어 낸 조직의 절제 면에 암세포가 남아 있지 않은지 확인하는 것이 가장 중요하다. 그다음으로는 림프절을 얼마나 많이 제거했는지(림프절 절제 개수)가 중요한 지표가 된다.

2) 수술 후 합병증의 최소화(큰 탈 없이 회복하기)

암 제거만큼 중요한 기준은 바로 합병증 발생 여부이다. 특히 생명을 위협할 수 있는 주요 합병증이 발생하지 않는 것이 최우선이다. 암이 재발하지 않도록 최대한 많이 절제했는데, 그로 인해 심각한 합병증이 발생한다면 매우 안타까운 일이다.

네덜란드에서 진행된 연구(Dutch trial)에서는 D2(진행 암에 대한 광범위 림프절 절제술) 림프절 절제술 후 10%의 환자가 사망하는 결과를 보였고, 처음에는 D2 절제술을 시행해서는 안 된다는 결론이 내려지기도 했다. 하지만 15년 후 후속 연구에서는 D2 절제술이 위암의 재발을 줄이는 효과가 있음을 인정하고, 경험이 많은 병원에서 시행하는 것이 좋다고 결론을 수정했다.

입원 기간, 출혈량, 수술 시간 등도 회복에 영향을 준다. 다만 '빨

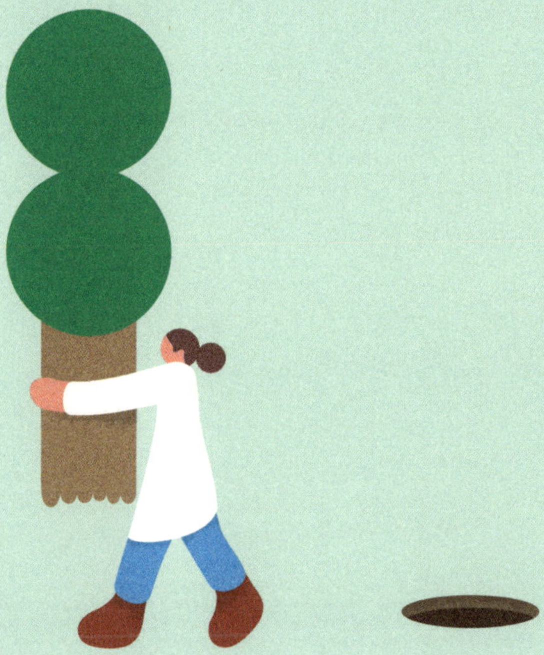

리 끝났다/피가 적었다'보다 중증 합병증 예방이 더 중요하다.

3) 삶의 질(먹는 즐거움과 일상의 회복)

합병증도 없고 암이 재발하지 않는 것 외에 중요한 요소는 바로 환자의 삶의 질이다. 합병증이나 재발이 없더라도 일주일에 한 번씩 구토나 설사를 하거나, 가스가 너무 자주 나와 사회생활이 어렵다면 삶의 질이 좋다고 할 수는 없을 것이다. 하지만 삶의 질은 수치로 표현하기가 어려워서 객관적으로 비교하기가 쉽지 않다. 외래에서 가끔 설문지 조사를 요청받는 경우가 있을 텐데, 대부분은 삶의 질을 확인하기 위한 설문이다.

'성공적인 수술'을 위한 우선순위

의료진마다 차이가 있지만, 일반적으로 생각되는 '잘된 수술'의 우선순위는 다음과 같다.

우선순위	무엇을 보는가?	환자에게 주는 의미
1	절제연(R0): 암세포가 가장자리에 남았는가?	암을 깨끗이 제거했는지의 핵심
2	주요 합병증 발생	생명을 위협하는 탈 없이 안전하게 회복
3	림프절 수집 수	재발 위험 평가·병기 판단에 신뢰도 상승
4	삶의 질(QoL)	먹기·일상·사회활동의 지속가능성
5	입원 기간	회복 속도와 일상 복귀에 영향

6	출혈량	수혈·회복 부담과 관련
7	수술 시간	너무 길거나 짧다고 무조건 좋고 나쁜 것은 아님
8	비용	중요하지만, '잘된 수술'의 본질 지표는 아님

정리하면 1·2·3번이 '핵심', 4번(QoL)이 장기 행복, 5~8번이 회복 과정의 바람직한 모습이다.

그렇다면 수술 방법은 병원·의사마다 왜 다를까?

접근법(개복·복강경·로봇), 절제 범위(부분·전체), 림프절 절제(D1+·D2), 재건(문합) 방식은 환자 상태·병기·체형·과거 병력·병원 경험 등에 따라 최적 조합이 달라질 수 있기 때문이다. 같은 환자라도 의사마다 선호와 철학에 따라 방법이 달라질 수 있으며, 이는 각 방법의 장단점과 숙련 경험의 차이에서 비롯된다.

나에게 맞는 '성공'의 정의

한 가지 숫자로 수술의 성패를 말하기 어렵다. 여러 지표를 함께 보고, '환자 본인의 가치(일·식사·활동)'에 맞춰 의료진과 목표를 합의하는 것이 중요하다.

최적의 결과는 경험 있는 팀이 표준화된 원칙으로, 환자 맞춤 수술을 시행할 때 나온다.

자주 받는 질문

Q. 수술이 잘됐으면 재발 걱정은 끝인가?

A. R0 절제와 충분한 림프절 절제가 재발 위험을 줄이는 데 매우 중요하지만, 병기·생물학적 특성도 영향을 준다. 따라서 정기 추적이 꼭 필요하다.

Q. 수술 시간이 짧을수록, 출혈이 적을수록 명의인가?

A. 회복에 도움이 될 수 있지만, 주요 합병증 예방이 더 큰 기준이다. '빨리'보다 '안전하게'가 먼저이다.

Q. 비용이 가장 싼 수술이 '좋은 수술'인가?

A. 비용은 중요하지만, '잘된 수술'의 본질 지표는 아니다. 암 제거·안전성·삶의 질을 우선 보되, 비용은 개별 여건에 맞춰 상의한다.

용어 정리

- **절제연(R0)**: 떼어 낸 조직의 가장자리(경계)에 암세포가 전혀 남지 않은 상태. 수술의 1차 목표이다.
- **D2 림프절 절제**: 전이가 잘 생기는 구역의 림프절을 '넓은 범위(D2)'로 더 철저히 제거하는 방법. 익숙하지 않은 팀에겐 합병증 위험이 커질 수 있어, 경험 많은 병원에서의 표준화된 시행이 중

요하다.

- **재건(문합)**: 자른 위(또는 식도)와 장을 다시 잇는 수술. 환자 상태에 따라 방법이 달라질 수 있다.
- **주요 합병증**: 수술 후 생긴 합병증으로 내시경, 재수술 등의 조치가 필요하거나 중환자실에 입실하게 되는 경우를 모두 포함한다.
- **10%의 환자가 사망**: 한국의 위암 D2 수술 후 사망률은 0.2%이다 (2019년 위암 전국 조사).

조기 위암, 진행 암, 1기 암, 4기 암

"선생님, 제가 몇 기인가요?"

외래 진료실에서, 수술을 위해 입원한 병실에서, 그리고 수술이 막 끝난 회복실에서 환자에게 가장 많이 받는 질문은 바로 "제가 몇 기인가요?"이다. 그럴 때마다 나의 대답은 늘 같다.

"정확한 병기는 수술로 잘라 낸 암 조직을 병리과 의사들이 현미경으로 샅샅이 살펴봐야 알 수 있습니다. 암세포가 위벽을 얼마나 깊이 파고들었는지, 주변 림프절에 전이가 있는지를 모두 확인해야 합니다. 보통 1~2주 정도 걸리며, 그 결과가 나와야 1기인지, 2기 또는 3기인지 정확히 말씀드릴 수 있습니다."

이 과정에서 어떤 환자는 "분명 내과에서는 초기라고 했는데요…"라며 혼란스러워한다. 아마 '조기 위암'이라는 용어를 들었을 텐데, 이제

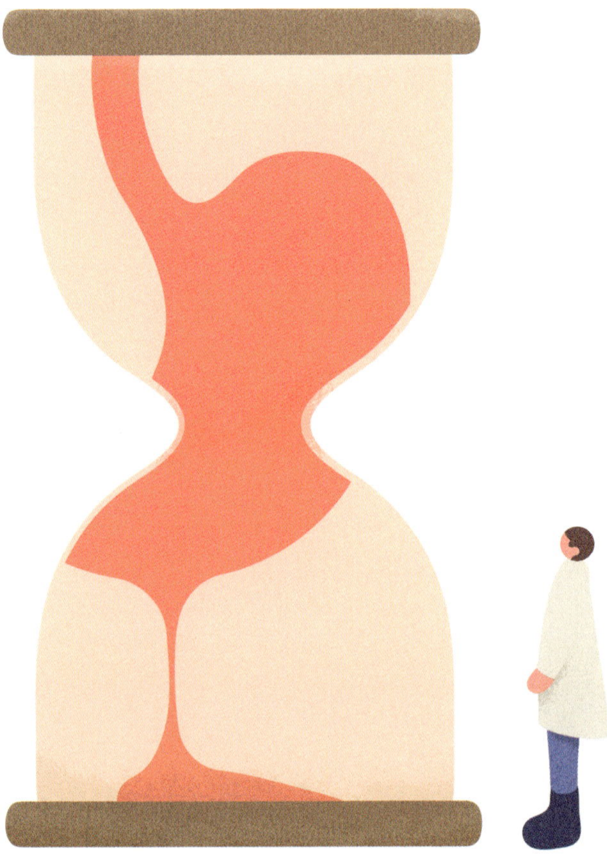

환자들이 가장 헷갈려하는 이 용어의 의미를 간단히 정리해 보겠다.

수술 전 진단: '조기 위암'과 '진행성 위암'

'조기 위암'과 '진행성 위암'은 주로 수술 전에 내시경 검사 결과를 바탕으로 암의 상태를 잠정적으로 판단할 때 사용하는 말이다.

위벽은 안쪽부터 점막층, 점막하층, 근육층, 장막하층, 장막층의 순서로 이루어져 있다. 내시경으로는 암이 근육층까지 침범했는지를 약 70~80%의 정확도로 예측할 수 있다.

- **조기 위암**(Early Gastric Cancer): 암이 위벽의 깊은 곳(근육층)까지 침범하지 않고, 표면(점막 또는 점막하층)에 머물러 있는 상태를 말한다. 내시경으로 보면 표면의 점막에만 이상이 관찰된다. 조기 위암으로 진단된 경우, 대부분은 최종 병기 판정에서 '1기'에 해당한다.
- **진행성 위암**(Advanced Gastric Cancer): 암이 근육층이나 그보다 더 깊은 곳까지 침범한 경우를 말한다. 근육층을 침범하면 암 주변 조직 전체가 우그러지는 등 모양이 변하게 된다. 진행성 위암의 절반 이상은 최종적으로 '2기', '3기', 또는 '4기'로 진단된다.

과거 CT의 정확도가 떨어지고 PET-CT가 보급되지 않았던 20년 전만 해도, 이 내시경 소견이 수술 전 암의 심각성을 판단하는 거의 유일한 방법이었다.

요약하자면 조기 위암, 진행성 위암은 수술 전에 주로 쓰이는 말이고 대부분의 조기 위암은 1기이며 대부분의 진행성 위암은 2기, 3기, 4기 중 하나이다.

'전이'의 두 가지 의미: 림프절 전이와 원격 전이는 완전히 다르다

환자들이 수술 후 "전이가 있었나요?"라고 물을 때, 이 '전이'라는 말에는 두 가지 매우 다른 의미가 담겨 있다.

- **원격 전이**(Distant Metastasis): 암세포가 위에서 멀리 떨어진 다른 장기(예: 간, 복막)로 퍼져 나간 것을 의미한다. 이것이 바로 흔히 말하는 '4기 암' 또는 '말기 암'이다. 원격 전이는 단 한 개만 발견되어도 완치가 거의 불가능하며, 외과적으로 완전히 제거하기 어려운 경우가 많다.
- **림프절 전이**(Lymph Node Metastasis): 암세포가 위 주변의 림프절로 퍼져 나간 것을 말한다. 진행성 위암에서는 드물지 않게 발견되며, 전이된 림프절 개수가 많아질수록 생존율은 떨어진다. 하지만 이것은 원격 전이와는 명확히 구분된다. 현재의 병기 결정 기준(AJCC 9th)에 따르면, 림프절 전이가 아무리 많더라도 4기가 되지는 않고 최대 IIIC기로 분류된다(2009년까지 사용된 기준에서는 림프절 전이가 15개를 넘으면 4기로 간주했다). 대부분의 2기나 3기 암은 림

프절 전이가 있다. 림프절 전이 여부는 수술 전 CT로 파악이 되지만 완전한 것은 아니다.

수술 후 최종 병기(1~4기)는 무엇을 의미할까?

수술 후 조직 검사 결과를 종합하여 최종 병기가 결정된다. 각 병기는 치료 방법과 예후를 결정하는 중요한 기준이 된다.

- **1기:** 보통 림프절 전이가 없는 조기 위암이 여기에 해당한다.
  - **치료:** 수술만으로 치료가 종료되며, 추가적인 치료는 필요 없는 경우가 많다.
  - **예후:** 재발률은 5% 이내이다.
- **2기 & 3기:** 1기와 4기의 중간 단계에 해당하며, 치료 방법이 비슷하다.
  - **치료:** 수술만으로는 완치가 어려워 항암 치료를 병행해야 한다.
  - **예후:** 항암 치료를 하더라도 재발하는 경우가 상당히 있다(2기 약 30%, 3기 약 50% 재발).
- **4기:** 간이나 복막 등에 원격 전이가 발견된 경우이다.
  - **치료:** 완치가 어렵고, 치료의 목표는 생명 연장이나 통증 완화 등 삶의 질을 높이는 데 있다.
  - **예후:** 최근에는 면역치료제에 좋은 반응을 보이는 환자들이 있어, 관련 연구가 활발히 진행 중이다.

4기 암 치료를 위한 노력

위암 진단을 받는 것은 환자와 가족 모두에게 큰 충격이다. 하지만 정확한 정보를 이해하고, 의료진을 신뢰하며, 적극적으로 치료에 임한다면 좋은 결과를 기대할 수 있다. 병기가 높다고 해서 절망하지 말고, 병기가 낮다고 방심해서도 안 된다. 가장 중요한 것은 현재 상황을 정확히 이해하고, 최선의 치료를 받는 것이다.

의료진은 모든 환자의 완치를 위해 끊임없이 연구하고 노력하고 있다. 현재 많은 의사와 연구자들이 4기 암도 치료할 수 있는 방법을 찾기 위해 노력하고 있으며, 세브란스 또한 노력하고 있다. 최근에는 면역 항암제와 복강 내 항암제 투여, 복막 절제술 등이 적극적으로 고려되고 있으며 이 밖에도 항암제 에얼로졸 투여, 광역학 치료 등이 연구 단계에 있다.

자주 받는 질문

Q. 어제 내과 선생님이 '초기'라고 했는데, 그럼 1기 아닌가?

A. 조기 위암(초기)은 내시경 기준의 수술 전 표현, 1기는 수술 후 병리 기준이다. 겹치는 경우가 많지만 항상 같은 말은 아니다. 확정은 병리 결과를 기다려야 한다.

Q. 수술 후 바로 "전이가 있나요?"라고 물었더니 "복막 전이는

없었습니다"라는데, 그럼 전이가 없는 것인가?

A. 보통 환자가 말하는 전이는 원격 전이를 뜻한다. 림프절 전이는 별개의 개념이고, 진행 암에서 흔하지만 4기와는 다르다. 둘을 구분해 설명하는 이유가 여기에 있다.

Q. 병기만 알면 모든 게 결정되나?

A. 병기는 매우 중요하지만, 나이·전신 상태·동반 질환·수술 범위·문합 방식 등도 치료 전략과 회복에 큰 영향을 준다. 진료실에서 개인 상황에 맞춘 계획을 꼭 논의해야 한다.

Q. 왜 수술 전에는 정확한 병기를 알 수 없을까?

A. "몇 기인지는 수술 후에 알 수 있다." 많은 환자가 수술 전에 정확한 병기를 알고 싶어 하지만, 안타깝게도 수술 전에는 정확한 병기를 판단하기 어렵다. 그 이유는 다음과 같다.

[병리 검사의 필요성]

- 수술로 제거한 암 조직을 병리 의사가 현미경으로 세밀하게 검사해야 한다.
- 암세포가 위벽의 어느 층까지 침범했는지 정확히 확인해야 한다.
- 주변 림프절에 암세포가 전이되었는지 하나하나 확인해야 한다.
- 이 모든 과정에는 보통 1~2주 정도의 시간이 필요하다.

[수술 전 검사의 한계]

- **내시경 검사**: 위 표면의 상태는 잘 보이지만, 깊숙한 곳의 침범 정도는 추정

만 가능하다.

- **CT 검사**: 림프절 전이를 정확히 판단하기 어렵다(정확도가 낮음).
- **PET-CT 검사**: 도움이 되지만 완벽하지는 않다.

용어 정리

- **조기 위암**: 암이 점막·점막하층 등 얕은 층에 머무른 상태(수술 전 표현). 대개 1기 가능성이 크다.
- **진행 암**: 암이 근육층 이상으로 깊게 들어간 상태(수술 전 표현). 2·3·4기 가능성이 크다.
- **병기(1~4기)**: 수술 후 병리 결과를 포함해 '깊이(T)·림프절(N)·원격전이(M)'를 합쳐 정하는 최종 단계.
- **림프절 전이**: 주변 림프절로 번진 상태. 많아도 대부분 4기가 아님(주로 IIIC까지).
- **원격 전이**: 간·복막 등 멀리 번진 상태. 발견되면 4기로 분류.

일반인을 위한 위 종양에 관한 안내(병리 부문)

위에서 발생하는 악성 종양은 크게 위선암, 위장관 간질 종양, 그리고 림프구성 종양으로 나눌 수 있으나 일반적으로 위암이라고 하면 위선암을 일컫는다.

위선암

위선암(Gastric Adenocarcinoma)은 위 점막의 샘세포에서 발생하는 악성 종양으로, 전체 위에서 발생하는 악성 종양의 95% 이상을 차지한다. 대부분의 위선암은 헬리코박터 파일로리 위염, 고염도 식이 등의 위험 인자로 인한 만성 위염과 장상피화생 그리고 위축성 변화 등을 거쳐 발생하는 것으로 알려져 있다.

위선암의 병리학적 분류

위선암의 병리학적 분류에는 국제적으로 통용되는 두 가지, 즉 WHO(World Health Organization, 세계보건기구) 분류와 로렌(Lauren) 분류가 있다.

1) WHO 분류

위선암은 세포의 형태와 성장 양상에 따라 아래와 같은 아형으로 나뉜다. 이들 중에서 관상선암과 저응집암종이 90% 이상을 차지하고 있는데, 일반적으로 저등급 관상선암과 저응집암종이 좀 더 침윤이 잘되고, 나쁜 예후와 더 관련이 있다.

- **관상선암**: 암세포가 위 점막의 샘상피 구조를 이루는 아형으로 위선암의 50% 정도를 차지하고 있다. 고등급, 중등급, 저등급 관상선암으로 나뉜다.

- **저응집암종**: 암세포 간의 결합이 약한 것이 특징인 아형으로 위선암의 35~40%가량을 차지하고 있으며, 인환세포형 저응집암종이 대표적으로 잘 알려져 있다.
- **유두선암**: 암세포가 손가락 형태의 유두 모양을 형성하는 것이 특징인데, 위선암의 1~2%를 차지한다.
- **점액선암**: 종양의 50% 이상에서 암세포 주변에 점액이 풍부한 모습을 보일 때 점액선암으로 분류한다.
- **혼합형암**: 위에서 언급한 여러 형태가 섞여 있는 경우로 위선암의 5% 미만을 차지한다.

2) 로렌 분류

로렌 분류는 1965년 핀란드의 병리 의사인 페카 로렌(Pekka Laurén) 박사가 제안해 지금까지 사용하고 있는 전통적인 분류법이다. 로렌 분류에 따르면 위선암은 크게 두 가지, 즉 대장암의 모양과 유사한 형태의 장형(Intestinal Type)과 암세포가 낱개 또는 소수의 작은 덩어리를 이루며 흩어져 침윤하는 것이 특징인 미만형(Diffuse)으로 구분된다. 장형은 헬리코박터 파일로리 위염이나 장상피화생 등의 위 점막의 만성 염증과 관련이 있고, 미만형은 만성 염증뿐만 아니라 가족력 등의 내인성, 유전성 인자와도 관련이 있다. 미만형이 장형보다는 좀 더 나쁜 예후를 보인다.

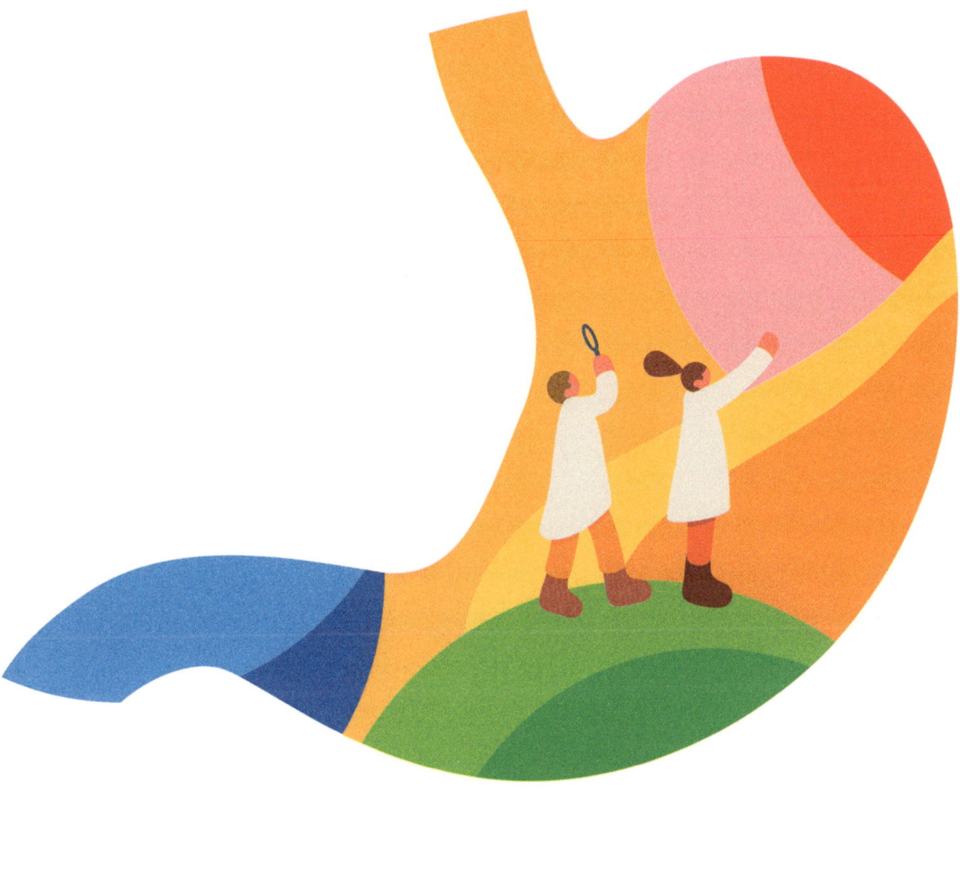

위암의 병리학적 병기

위내시경적 생검에서 위선암이 진단된 이후 영상의학 검사를 통해 임상적 병기를 예측하고 이에 따라 내시경 절제술이나 수술 또는 항암 요법 등의 치료를 시작하게 된다. 병리학적 병기는 내시경적 점막하 박리술이나 위절제술 후에 절제된 검체를 현미경으로 검사하여 판정하는 실질적이고 최종적인 암 병기이다. 암세포가 위벽을 얼마나 깊게 침범했는지(침윤 깊이)에 따라, 또 림프절 전이 여부 및 개수에 따라 병기가 결정된다. 병리학적 병기 판정 후 결과에 따라 추가 치료(보조 항암 요법 등) 여부 및 환자의 예후를 예측할 수 있다.

위장관 간질 종양

위장관 간질 종양(Gastrointestinal Stromal Tumor, GIST)은 위 점막의 샘세포가 아닌 위장관 벽의 간질세포에서 발생하는 종양이다. 이는 위뿐만 아니라 소장 및 대장에서도 발생하나 주로 위에서 발생하며 80% 이상이 KIT 유전자의 활성 돌연변이로 인하여 발생한다. 현미경으로 보면 방추형 세포가 대부분이며, 일부는 상피양 세포 형태를 보인다.

위험도 분류

위에서 발생하는 위장관 간질 종양은 종양의 크기와 현미경으로 관찰되는 종양세포의 세포분열 수에 따라 아래와 같이 전이 및 재발의 위험도를 평가한다. 중간 및 고위험군은 글리벡과 같은 표적치료제 치료가 필요하다.

- **크기 2cm 이하, 세포분열 수 5개 이하**: 위험도 매우 낮음
- **크기 2~5cm, 세포분열 수 5개 이하**: 위험도 낮음
- **크기 5~10cm, 세포분열 수 5개 이하, 크기 10cm 이상**(세포분열 수 무관): 위험도 중간
- **크기 5cm 초과이고 세포분열 수 5개 초과, 또는 세포분열 수 10개 이상**(크기 무관): 위험도 높음

위 림프구성 종양

위 림프구성 종양(Lymphoid Tumors of the Stomach)은 위 점막에 존재하는 림프 조직에서 발생하는 종양으로, 대부분 B세포 림프종이다. 가장 흔한 형태는 말토마(MALToma, MALT 림프종)이며, 헬리코박터 파일로리 감염과 밀접한 관련이 있다.

주요 아형

- **말토마**: 저등급 B세포성 림프종으로 예후가 좋다. 헬리코박터 제균 치료만으로 완치될 수 있다.
- **미만성 거대 B세포 림프종**(DLBCL): 악성 고등급 림프종으로 항암 치료가 필요하다.

07

위암 수술법의 종류와 장단점

김형일 연세암병원 위암센터장

"개복, 복강경, 로봇 수술 중에 어느 것으로 하시겠습니까?"
위암 수술을 앞둔 환자들이 의사에게 이런 질문을 받으면 "그걸 의사인 당신이 알지 내가 어떻게 아느냐"고 답하는 것이 당연하다.

위암 수술 방법: 개복, 복강경, 로봇

사실 어떤 방법이 제일 좋은지에 대한 정답은 없다. 그럼에도 의사들이 이 질문을 던지는 이유는, 환자들이 주변에서 듣고 온 여러 정보를 확인하고, 각 수술법에 대해 정확히 설명하기 위해서다. 불과 몇 년 전까지만 해도 복강경이나 로봇 수술에 대해 편향된 이야기를 듣고 와

서 무조건 개복 수술을 원하거나, 반대로 무조건 로봇 수술을 원하는 경우가 많았기 때문이다.

구분	개복	복강경	로봇
시야·해상도	깊은 곳은 시야 제약	확대 화면으로 넓고 선명	관절·형광 등으로 정밀·안정 보강
수술 기구	오랜 역사 인간의 관절	기구 종류가 다양하다 깊은 곳의 절제 시 기구의 움직임 불안정해짐	복강경의 장점 + 안정성 + 관절
절개/흉터	길게 절개	작은 구멍 여러 개	작은 구멍 여러 개 또는 2개 이하의 구멍
팀·장비 의존성	상대적으로 덜함	경험·장비 중요	경험·장비 매우 중요
특징 한 줄	범용성	최소 침습 표준	복강경 업그레이드
결정 포인트	병변·상황의 복잡성	팀 숙련·장비·적응증	팀 숙련·장비·비용·선호

개복 수술: 위암 수술의 기본

개복 수술은 위암 수술 중에서도 가장 기본적인 수술이다. 이 수술의 안전성은 노성훈 교수(현 강남 세브란스)의 개인 기록 10,000례의 수술 경험을 보면 잘 알 수 있다. 반면 복강경 수술은 배에 작은 구멍을 뚫고 카메라를 넣어 모니터를 보면서 진행하는 '최소 침습 수술(Minimally Invasive Surgery)'이다. 이 새로운 수술법은 주로 젊은 의사들이 먼저 익혔기 때문에, 일부 나이 지긋한 의사들 사이에서는 의혹의 눈초리로 경계하며 환자들에게 "복강경과 로봇은 위험하다"고 이야기하는 경우도 있었다. 예전에는 복강경 수술을 예약했던 환자가 "사촌이 개업한 의사인데 복강경은 위험하다고 했다"며 다시 찾아와 개복 수술로 바꾸는 일도 종종 있었다. 당시에는 의사들도 복강경의 가치를 잘 몰랐다.

복강경 충수돌기 절제술에서 얻은 교훈은 "시야의 차이가 수술의 질을 바꾼다"는 것이었다.

2002년, 필자가 외과 레지던트일 때만 해도 대부분의 맹장 수술(정확히는 충수돌기 절제술)은 개복으로 이루어졌다. 숙련된 의사는 2~3cm의 작은 상처만으로 20~30분 만에 깔끔하게 수술을 끝낼 수 있었다. 당시의 복강경 수술은 보통 3개의 구멍을 뚫었는데, 상처 크기를 다 합치면 개복보다 오히려 더 컸다. 게다가 당시에는 복강경 카메라의 화질이 떨어지고, 수술 기구도 원시적이어서 지혈이나 혈관을 묶는 것이 매우 어려웠으며, 수술팀의 경험도 부족했다. 그래서 필자는 경험 많은 의사가 하는 개복 수술이 훨씬 결과가 좋다고 생각했다.

하지만 수술방에 직접 들어가 보고 나서야 필자의 생각이 틀렸다는 것을 깨달았다. 개복 수술은 2~3cm의 작은 상처를 통해 뱃속을 들여다보는데, 복강경은 배 안 전체가 한눈에 보였다. 사람마다 충수돌기의 위치는 제각각이다. 개복 수술 시에는 절개한 곳 바로 아래에 충수돌기가 있으면 수술이 쉽고 빨리 끝나지만, 만약 예상과 다른 먼 곳에 있다면 상처를 4~5cm 이상 크게 찢거나, 의사가 작은 구멍으로 힘들게 수술을 해야만 했다. 밤 12시에 맹장 수술에 들어갔던 선배가 "충수돌기가 간 옆에 붙어 있었다"며 새벽 4시에 투덜거리며 들어오는 것을 본 기억도 있다.

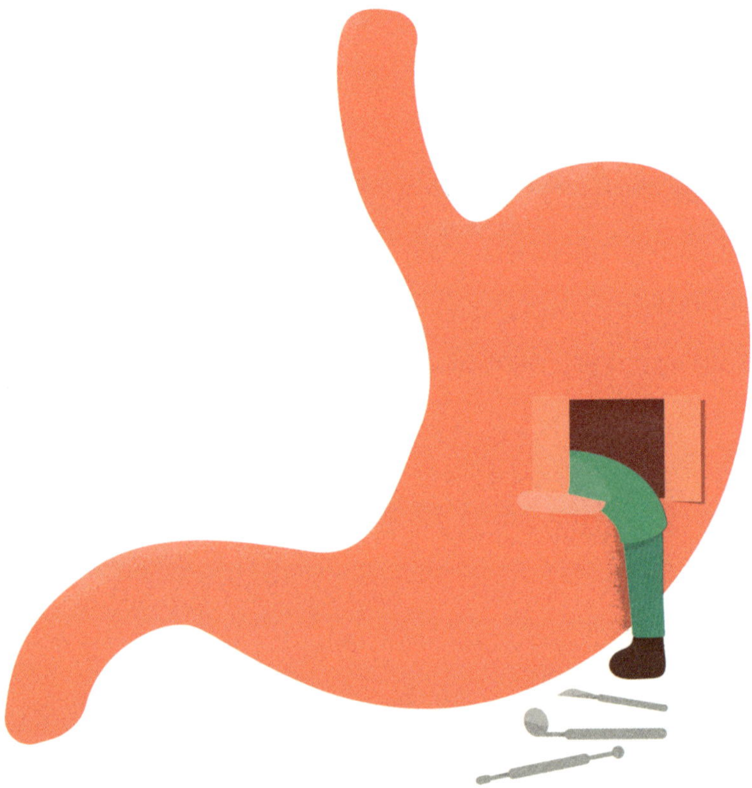

반면, 복강경 수술은 충수돌기의 위치가 어디에 있든 일정한 크기의 상처로 비슷한 경과를 보이며 수술할 수 있었다.

복강경: 위암 수술, 더 넓고 선명하게

이러한 시야의 차이는 위암 수술에서 더욱 극명하게 나타난다. 개복 위암 수술은 배를 30~40cm가량 길게 열기 때문에 처음에는 시야가 잘 확보되는 것처럼 보인다. 하지만 수술이 진행될수록 좁고 깊은 곳은 잘 보이지 않게 된다. 빛이 잘 닿지 않고, 수술하는 의사의 손과 기구가 시야를 가리기 때문이다. 특히 보조 의사의 시야는 거의 확보되지 않는다. 그에 비해 복강경은 지름 1cm의 카메라가 몸속 깊은 곳까지 들어가 대형 모니터로 화면을 보여 주므로, 수술팀 모두가 평등하고 선명한 시야를 공유할 수 있다. 일단 시야 확보 면에서는 복강경이 한 수 위이다.

선명함의 차이, 즉 기술의 발전이 수술의 정밀도를 높인다.

암 수술은 단순히 넓게 보는 것뿐만 아니라, 얼마나 '선명하게' 보느냐가 매우 중요하다. 혈관 사이를 정교하게 파고들어 림프절을 깨끗하게 제거하려면, 잘라야 할 부분과 자르면 안 될 부분이 명확하게 보여야 하기 때문이다.

다음 사진은 같은 부위의 림프절을 수술하는 장면을 2009년과 2021년에 각각 촬영한 것이다. 왼쪽의 2009년 영상은 개복 수술 시

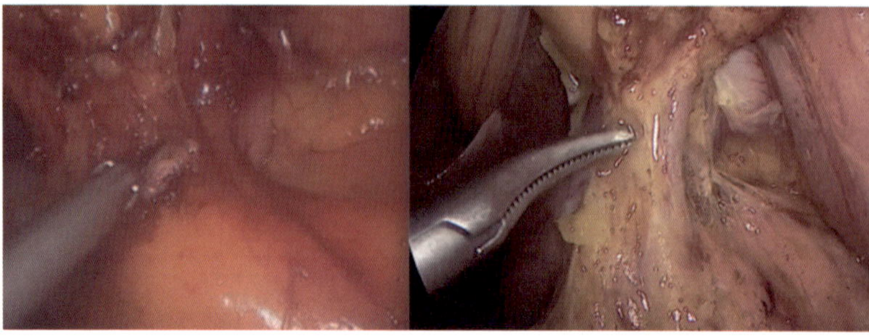

[그림 8-1] 림프절 수술 장면

2009년(왼쪽) 2021년(오른쪽)

맨눈으로 보는 것보다 오히려 해상도가 떨어져 보이지만, 오른쪽의 2021년 영상은 맨눈보다 훨씬 우월한 해상도를 보여 준다. 이처럼 기술이 발전하면서 복강경 수술은 이제 거의 모든 면에서 개복 수술의 장점을 흡수하고 그 한계를 뛰어넘고 있다.

로봇 수술: 진화한 복강경

로봇 수술은 완전히 새로운 개념이라기보다는 '복강경 버전 2.0'이라고 할 수 있다. 근본 원리는 복강경과 비슷하지만, 여기에 몇 가지 강력한 추가 기능(옵션)이 더해진 형태이다. 필자가 생각하는 가장 중요한 세 가지 기능은 다음과 같다.

① **기구의 관절**: 로봇 팔 끝에 달린 수술 기구에는 사람의 손목처럼 자유롭게 꺾이는 관절이 있어 좁은 공간에서도 정교한 움직임

이 가능하다.

② **3D, 형광 영상 지원**: 특수 형광 물질을 주입하여 암 조직이나 림프절을 더 명확하게 구분할 수 있게 도와준다. 하지만 최근 복강경 기계는 3D, 형광 영상 지원 기능이 추가된 경우가 많아 이 장점은 옛날같이 강력하지는 않다.

③ **외과 의사의 편안한 자세**: 의사가 콘솔에 편안히 앉아 조작하므로 수술 중 피로도를 줄이고 집중력을 높일 수 있다.

④ **영상 통합**: 필요시 내시경·CT 등을 화면에 함께 호출해 판단에 도움이 된다.

이처럼 로봇 수술은 복강경의 장점을 극대화한 진화된 형태의 최소 침습 수술이다.

기술의 변화: 1990년대부터 현재 2025년까지

- **1994년 일본·1996년 한국** (세브란스 최승호): 복강경 위암 수술 첫 보고.
- **2000년대**: 빠른 회복 등 장점이 확인되며 복강경 위암 수술 보급 가속.
- **2005년**: 한국에서 처음으로 (세브란스 형우진) 로봇 위암 절제술 시행.
- **2010년대 이후**: 복강경 위암 절제술의 안전성이 3상 임상시험을 통해 보고된 후 조기 위암에서 표준으로 자리매김함.
- **오늘**: 수술자·조수의 숙련, 장비 진화가 맞물려 복강경·로봇이 다

양한 상황에서 표준적 대안으로 자리매김함.

흔한 오해와 사실 체크

오해 1 복강경은 위험하다

사실: 위험도를 결정하는 핵심은 수술팀의 경험·표준화·장비이다. 기술 발전으로 복강경은 시야·해상도·정밀성에서 큰 진전을 이뤘고, 많은 상황에서 안전하고 효과적인 대안이 된다.

오해 2 로봇이 알아서 수술한다

사실: 로봇은 의사가 100% 조종하는 도구이다. 관절형 기구·형광 영상 등 보조 기능이 정밀·안전을 돕는다.

오해 3 상처가 작으면 다 좋다

사실: 흉터 크기도 중요하지만, 더 중요한 것은 안전·정확·합병증의 최소화이다. 이를 위해 '잘 보이는 수술'이 핵심이다.

용어 정리

- **최소 침습 수술**(Minimally Invasive Surgery, MIS): 작은 구멍으로 카메라·기구를 넣어 모니터를 보며 하는 수술. 복강경과 로봇 둘 다 MIS로 표현된다.

- **로봇 수술**: 복강경에 관절형 기구·3D, 형광 영상·편안한 조작 환경을 더해 정밀·안정성을 높인 방식.
- **형광 영상**: 약물과 빛을 이용해 혈관·림프 흐름을 강조해 보여 주는 보조 기술.

위 절제 범위와 문합

수술을 앞둔 환자들이 가장 궁금해하는 것은 '위를 얼마나 잘라 내는지'일 것이다. 많은 이들이 위를 많이 잘라 낼수록 체중이 감소하고 힘이 없어진다고 생각하기 때문에 이 부분에 대해 민감하게 반응한다. 하지만 잘라 내는 범위에 따른 평균의 차이는 분명히 존재하지만 수술 후 식사와 기력은 개개인의 특성에 더 좌우되며 수술 전에 잘 먹었던 사람이, 젊은 사람이 수술 후에도 잘 먹는 경향이 강하다.

위암 수술의 세 단계

위암 수술은 크게 세 가지 과정으로 이루어진다. 암이 있는 위를 잘라 내고(위 절제), 암이 퍼졌을 수 있는 림프절을 제거한 뒤(림프절 절제술), 남은 위나 식도를 소장과 다시 연결하여 음식물 길을 만드는(재건술) 것이다. 이때 수술은 '개복, 복강경, 로봇' 수술 중 하나를 선택하여 진행된다.

- **위 절제 범위**: 암의 위치와 진행 정도에 따라 위 일부만 잘라 내는 '부분 절제'와 위 전체를 들어내는 '전체 절제'로 구분된다.
- **림프절 절제 범위**: 암의 전이 가능성을 차단하기 위해 주변 림프절을 제거하며, 주로 D1+ 또는 D2 범위의 림프절 절제가 시행된다.
- **재건술**(문합술): 잘라 낸 위와 소장을 (또는 식도와 소장을) 다시 잇는 과정으로, 매우 다양한 방법이 존재한다.

새로운 소화 경로 만들기(문합술의 종류)

위를 잘라 낸 후 음식물이 지나갈 새로운 길을 만드는 것을 '문합술'이라고 한다. 의사는 단순히 소화관을 잇는 것뿐만 아니라 여러 요소를 복합적으로 고려하여 최적의 방법을 선택한다.

- **수술적 고려**: 문합이 얼마나 어려운지, 수술 시간은 얼마나 걸리는지, 문합 부위가 샐(누출) 위험은 없는지 등을 고려한다.
- **영양학적 고려**: 수술 후 필수 영양분 흡수가 어떻게 될지, 환자의 영양 상태에 어떤 영향을 미칠지를 생각한다(위 전체 절제술을 할 경우 비타민 B_{12}를 평생 공급해야 한다).
- **환자 만족도**: 수술 후 담즙 역류나 체중 감소 같은 불편함이 얼마나 클지를 예측하고 최소화하는 방법을 찾는다.
- **의사의 차이**: 같은 환자라도 의사의 철학·경험 차이로 문합법이 다를 수 있다.

아래는 대표적인 문합 방법을 비교한 것이다. 각 방식은 수술 시간, 합병증, 체중 감소 정도, 영양소 흡수 등에서 장단점이 있다.

<table>
<tr><td>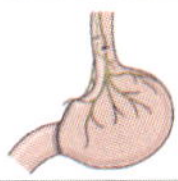 ① 위십이지장 문합술</td><td>남은 위와 십이지장을 직접 연결</td></tr>
<tr><td>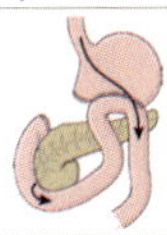 ② 위공장 문합술</td><td>남은 위와 소장(공장)을 연결</td></tr>
<tr><td>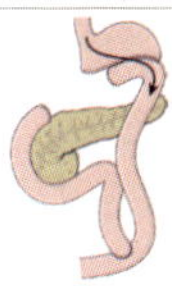 ③ 루와이 문합술</td><td>Y자 모양으로 장을 연결하는 방법</td></tr>
<tr><td>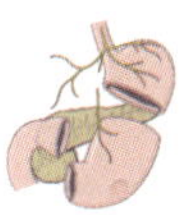 ④ 유문보존 위절제술 & 위분절 절제술</td><td>위의 출구(유문)를 보존하는 방법
- 위에서 음식이 내려가는 출구 부분을 유문이라고 한다. 이 유문은 음식이 소장으로 천천히 넘어가도록 조절하는 중요한 역할을 한다.
- 유문보존 위절제술은 위 가운데 부분의 암을 제거할 때, 유문을 살리고 남은 위와 소장을 연결하는 수술이다.
- 위분절 절제술은 위의 윗부분에 암이 있을 때, 그 부분만 잘라 내고 남은 위와 위를 다시 연결하는 수술이다.
- 두 수술 모두 음식이 너무 빨리 내려가는 것을 막아 주고, 소화 기능을 비교적 잘 유지할 수 있다.</td></tr>
<tr><td>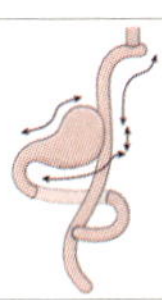 ⑤ 이중통로 문합술</td><td>상부의 위를 제거한 후 식도와 공장을 연결하고 다시 공장과 위를 연결하는 방식</td></tr>
<tr><td>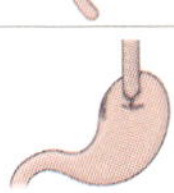 ⑥ 더블플랩 문합술</td><td>상부의 위를 제거한 후 식도와 위를 연결하고 역류 방지 문합을 추가한 방법</td></tr>
<tr><td>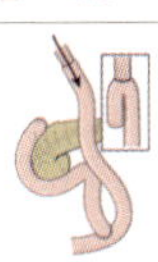 ⑦ 식도공장 문합술</td><td>위 전체를 제거한 후 식도와 소장을 연결</td></tr>
</table>

[그림 8-2] 문합 방법

수술 후 환자를 위하여

수술 후 체중 감소와 체력 저하는 흔한 경험이다. 남은 위의 크기보다 적응 과정과 식습관이 더 중요하다. 그러므로 무리한 과식보다는, 소화 잘되는 음식을 조금씩 자주 먹는 것이 좋다. 자기 전 식사는 식도 역류를 유발할 수 있으므로 피해야 한다. 과도한 소화제 복용은 오히려 해로울 수 있다. 무엇보다 체중에 대한 과도한 욕심은 삶의 질을 떨어뜨리므로 특히 조심해야 한다.

대부분 수술 후 6~12개월 정도의 적응 기간이 필요한데, 이러한 기간은 환자마다 개인차가 매우 크다. 또한 정기적으로 의료진과의 상담이 필요하므로 신경 써야 한다.

자주 받는 질문

Q. 위를 많이 남기면 더 잘 먹을 수 있는가?

A. 꼭 그렇지는 않다. 부분 절제를 했다고 해서 항상 더 잘 먹는 것은 아니며, 전체 절제를 한 분도 시간이 지나면서 잘 먹게 되는 경우가 많다. 보통은 수술 후 6~12개월 정도 지나면서 적응하게 된다.

Q. 남은 위나 소장이 점점 커지는가?

A. 남은 위가 커지지는 않는다. 오히려 수술 후 유착으로 단단해져 잘 늘어나지 않는다. 다만 소장은 오랜 시간이 지나면서 조금 두께

워질 수는 있다.

Q. 억지로 많이 먹어서 위를 늘리면 되는가?

A. 억지로 먹으면 소화불량과 역류 증상이 생기기 쉽다. 소화제나 위산 억제제를 먹으면서 과식하는 것보다, 조금씩 자주 먹는 습관이 훨씬 도움이 된다.

용어 정리

- **부분 절제**: 위의 일부를 제거.
- **전체 절제**: 위를 모두 제거.
- **D1+/D2 림프절 절제**: 암이 잘 가는 림프절을 범위별로 제거하는 수술.
- **문합**(재건): 잘라 낸 장기끼리 다시 연결하는 것.
- **B-I/B-II(Billroth I/Billroth II)**: 위를 십이지장(B-I) 또는 '공장(B-II)'과 잇는 방식.
- **Roux-en-Y**(루와이): 음식 길과 담즙·췌액 길을 Y자로 나눠 잇는 방식.
- **PPG**(Pylorus-Preserving Gastrectomy, 유문보존 위절제): 음식 배출을 조절하는 유문을 남기는 부분 절제.
- **이중통로**: 음식이 지나는 길을 둘로 만드는 재건 방식.
- **담즙 역류**: 담즙이 위·식도로 거꾸로 올라오는 현상(속쓰림·쓴맛).

- **덤핑 증후군**: 식후 심장 두근거림·어지러움·식은땀 등 급격한 변화.

근위부 절제술과 전체 절제술: 위 상부암, 위를 보존할 수 있을까?

"암이 위의 윗부분에만 있는데, 왜 위 전체를 다 잘라 내야 하나요?"

당연하지만 하기 어려웠던 질문이다. 이는 위의 상부에 암이 생긴 환자와 보호자의 지극히 당연한 궁금증이다. 이제 바로 이 질문에 대한 답을 찾아가는 과정, 즉 위 상부암에 대한 수술법이 어떻게 발전해 왔는지를 다루고자 한다. 간단히 요약하자면 다음과 같다.

- **과거**: 위 상부암은 위 전체를 절제하는 것이 표준치료였다. 왜냐하면 위 윗부분만 잘라 내는 '위 근위부 절제술(Proximal Gastrectomy, PG)'을 시도했지만, 극심한 위산 역류로 환자의 삶의 질이 너무 낮아졌기 때문이다.
- **현재**: '이중통로 문합술(Double-Tract Reconstruction, DTR)', '더블플랩 문합술' 같은 새로운 역류 방지 기술이 개발되면서, 위산 역류 문제를 해결한 위 근위부 절제술이 널리 보급되었다. 이 덕분에 위를 보존하여 철분 및 비타민 B_{12} 결핍과 같은 전절제술의 단점을 줄일 수 있게 되었다.

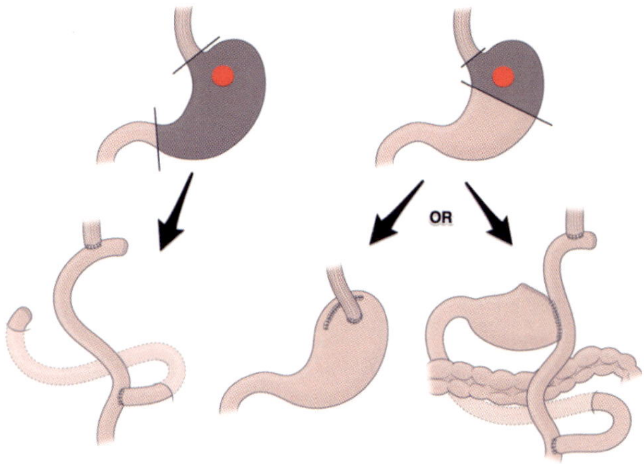

전체 절제술,
루와이 식도공장 문합술

근위부 절제술,
식도-위 문합술

근위부 절제술,
이중통로 문합술

[그림 8-3] 상부 위암의 치료법: 전체 절제술과 근위부 절제술

과거의 접근법: 위 근위부 절제술은 외면받았음

위의 상부에 암이 있을 때 그 윗부분만 잘라 내는 위 근위부 절제술은 당연한 생각이었다. 하지만 초기에 이 수술을 받은 환자들은 생각보다 잘 지내지 못했다. 수술 후 남은 위와 식도를 그냥 연결했더니, 위산이 식도로 바로 넘어와 극심한 식도염을 일으켰기 때문이다. 환자들은 제대로 된 삶을 살 수 없을 정도였다.

이러한 치명적인 문제 때문에 위 근위부 절제술은 한동안 금기시되었고, 위암을 전문으로 하는 의사들 사이에서는 "고생해서 수술해 봐야 환자에게 큰 도움이 안 되는 수술"로 인식되었다. 그 결과, 암이 조기이든 진행성이든 위 상부에 생기면 위 전체를 절제하고 '루와이 식도공장 문합술(Roux-en Esophagojejunostomy)'을 시행하는 것이 과거의 표준적인 접근법이었다.

위 전체 절제술의 문제점: 영양 결핍

작은 암 때문에 위 전체를 잘라내는 것은 분명 아까운 일이었다. 위를 모두 제거하면 영양소 흡수에 몇 가지 문제가 생긴다.

- **비타민 B_{12} 결핍:** 비타민 B_{12}는 위 몸통(위체부)이 있어야 흡수될 수 있다. 위가 없으면 평생 비타민 B_{12}를 주사나 약으로 보충해야 한다.
- **철분 결핍 빈혈:** 철분은 주로 십이지장에서 흡수된다. 위 전절제술 후 시행하는 일반적인 재건술(루와이 문합술)은 음식물이 십이지장을 지나가지 않게 만든다. 이 때문에 철분 흡수가 어려워져 철 결핍성 빈혈이 발생할 가능성이 커진다.

현재의 해법

이러한 한계를 극복하기 위한 노력 끝에, 위산 역류를 막으면서 위를 보존할 수 있는 새로운 수술법들이 개발되었다.

A. 이중통로 문합술(Double-Tract Reconstruction, DTR)

위 근위부 절제술 후 '이중통로 문합'이라는 방법으로 소화관을 재건하면 위산이 식도로 역류하는 것을 막을 수 있다는 사실이 알려졌다. 이 방법은 체중 감소, 철 결핍 빈혈, 비타민 B_{12} 결핍을 예방할 가능성이 커진다. 우리나라에서는 분당 서울대병원 김형호 교수(현 중앙대학교 병원)가 이 수술을 보급하는 데 큰 역할을 했다. 덕분에 많은 환자가 위 전체 절제를 피할 수 있게 되었다.

B. 더블플랩 식도-위 문합술(Double-Flap Esophagogastrostomy)

최근에는 식도와 남은 위를 연결한 뒤, '더블플랩'이라는 추가적인 역류 방지 장치를 만들어 주면 위산 역류가 없다는 연구 결과가 많이 소개되었다. 필자도 이 수술을 시행하고 있는데, 이중통로 문합술보다 수술 시간은 더 걸리지만 환자들이 식사를 더 잘하는 등 경과가 좋다. 아마도 곧 이중통로 문합술을 대체하여 대세가 될 가능성이 있다.

항목	위 전체 절제술+ 식도공장 문합술(TG+RYEJ)	위 근위부 절제술+ 더블플랩(PG+DFT)	위 근위부 절제술+ 이중통로(PG+DTR)
역류	낮음	매우 낮음(보고 증가)	낮음(개선)
B_{12} 결핍	높음 → 보충 필수	완화 가능	완화 가능
철분 결핍	주의(십이지장 우회)	완화	완화(십이지장 경유)
수술 난이도·시간	표준화	더 복잡/시간 더 늘어남	복잡/시간 늘어남
잔위암 위험	없음(위 없음)	있음(추적 필요)	있음(추적 필요)
환자 만족도	개인차	매우 좋음(필자 경험) 가끔 협착 발생	좋음(보고) 협착 발생 드묾

이러한 위 보존 수술은 원래 조기 위암 환자에게만 시행되었으나, 최근에는 특별히 선별된 진행성 위암 환자에게도 적용하고 있다.

영양과 삶의 질: 무엇이 다를까?

- **비타민 B_{12}**: TG 후에는 평생 보충이 필요할 수 있다. 주사/복용 모두 가능하며, 충분히 보충하면 2~3년은 추가 보충 없이 지내는 경우도 있다. PG는 위 일부가 남아 TG보다 B_{12} 결핍이 덜할 가능성이 있지만, 모든 환자에게서 예방되는 것은 아니다.
- **철분**: 십이지장을 지나야 흡수가 유리하다. 이중통로 문합술처럼 음식 길에 십이지장이 포함되면 철분 결핍 빈혈을 줄이는 데 도움이 될 수 있다.
- **체중·식욕(그렐린)**: PG는 위 일부(특히 윗부분)가 남아 식욕 호르몬(그렐린) 측면에서 체중 감소가 덜할 수 있다는 견해가 있다.
- **역류**: PG 후 단순 식도-위 문합은 역류가 심해 현재는 잘 쓰지 않으며, 이중통로/더블플랩은 역류 억제를 목표로 고안된 방식이다.

누가 어떤 수술을 선택할까?

- **조기 위암(위 상부)**: PG를 우선 고려하고, 이중통로 또는 더블플랩을 위치/상황에 따라 선택한다.

- **진행 암**: 원칙적으론 TG가 안전한 경우가 많지만, 특별히 선별된 경우에는 PG도 가능하다. 이때는 경험 많은 팀에서 엄격한 기준으로 결정한다.
- **의견 차이**: 외과 의사들 사이에도 여전히 논의 중이다. TG가 더 낫다는 견해도 존재하며, 앞으로 10년간 최적 전략을 두고 연구·토론이 지속될 전망이다.

자주 묻는 질문

Q. 위의 일부분만 남기면 누구나 더 잘 먹는가?

A. 그럴 가능성은 있지만 개인차가 크다. 식사 적응에는 시간이 필요하고, 수술 방식보다 식사 방법(소량·자주·천천히)과 역류 관리가 더 중요할 때도 많다.

Q. TG를 하면 B_{12}는 평생 주사 맞아야 하는가?

A. 평생 관리가 필요할 수 있지만, 충분히 보충하면 2~3년 간격으로도 유지되는 경우가 있다(개인차). 그러므로 의료진과 보충 스케줄을 상의한다.

Q. PG를 하면 철분 결핍은 안 생기는가?

A. 그렇진 않다. 다만 이중통로 문합술처럼 십이지장을 경유하면 철분 흡수에 유리할 가능성이 있다. 정기 혈액 검사로 확인한다.

Q. 더블플랩이 정말 더 좋은가?

A. 역류 억제 근거가 늘고 있고, 저자 경험상 식사 만족도가 좋다는 의견이 있다. 하지만 식도의 협착이 발생되는 경우가 있고 수술 시간이 더 걸리고 난이도가 높아 병원·의사에 따라 선호가 다를 수 있다.

용어 정리

- **TG**(Total Gastrectomy, 위 전체 절제술): 위를 모두 제거. EJ-RY로 식도와 공장을 Y자 모양으로 연결. 역류 적음, B_{12}·철분 관리 중요.
- **PG**(Proximal Gastrectomy, 위 근위부 절제술): 위 윗부분만 제거. DTR 또는 더블플랩으로 역류 억제를 노림. 영양 보존 측면에서 이점 가능.
- **DTR**(Double-Tract Reconstruction, 이중통로 문합술): 음식 길을 두 개로 만들어 역류를 줄이고 십이지장 경유로 철분 흡수에 유리.
- **더블플랩 식도-위 문합술**(Double-Flap Esophagogastrostomy): 식도-위 연결부에 밸브 역할을 만들어 역류 억제를 강화하는 기법.

'역류·영양·수술 난이도' 사이의 균형이 관건이다.
개인의 병변 위치와 몸 상태, 의료진의 경험을 바탕으로
TG, PG+DTR, PG+더블플랩 중 나에게 맞는 조합을 함께 결정하자.

체중 감소, 얼마가 정상일까?

위암 수술 후 체중이 줄어드는 것은 많은 환자와 가족들이 겪는 자연스러운 과정이며, 가장 큰 걱정거리 중 하나이다. "수술 후에 살이 너무 많이 빠졌어요", "예전처럼 다시 찔 수 있을까요?"와 같은 고민을 털어놓는 분들을 위해 수술 환자 데이터를 바탕으로 수술 후 체중 감소 패턴에 대해 알아보자.

체중 변화 패턴

대부분의 체중 감소는 수술 후 첫 3개월에서 6개월 사이에 일어난다. 수술 후 6개월에서 1년 정도가 지나면 체중 감소가 멈추고 점차 안정적으로 유지되는 시기가 온다. 수술 후 체중은 평균적으로 5kg 정도 감소한다. 특히 비만이었던 사람은 10kg 이상 빠지기도 한다. 이러한 체중 감소는 주로 내장 지방과 피하 지방이 빠지는 것으로, 근육량은 크게 줄어들지 않는다.

수술 방법과 체중 감소

위 절제 범위에 따라 체중 감소의 차이가 크지는 않다. 위를 많이 남기는 부분 절제술을 한 환자가 위 전체를 절제하는 수술을 한 환자보다 더 잘 먹을 가능성은 높지만, 환자마다 먹는 양은 천차만별이다. 위를 많이 남기면 잘 먹을 것이라는 믿음은 실제 경험과 차이가 있다.

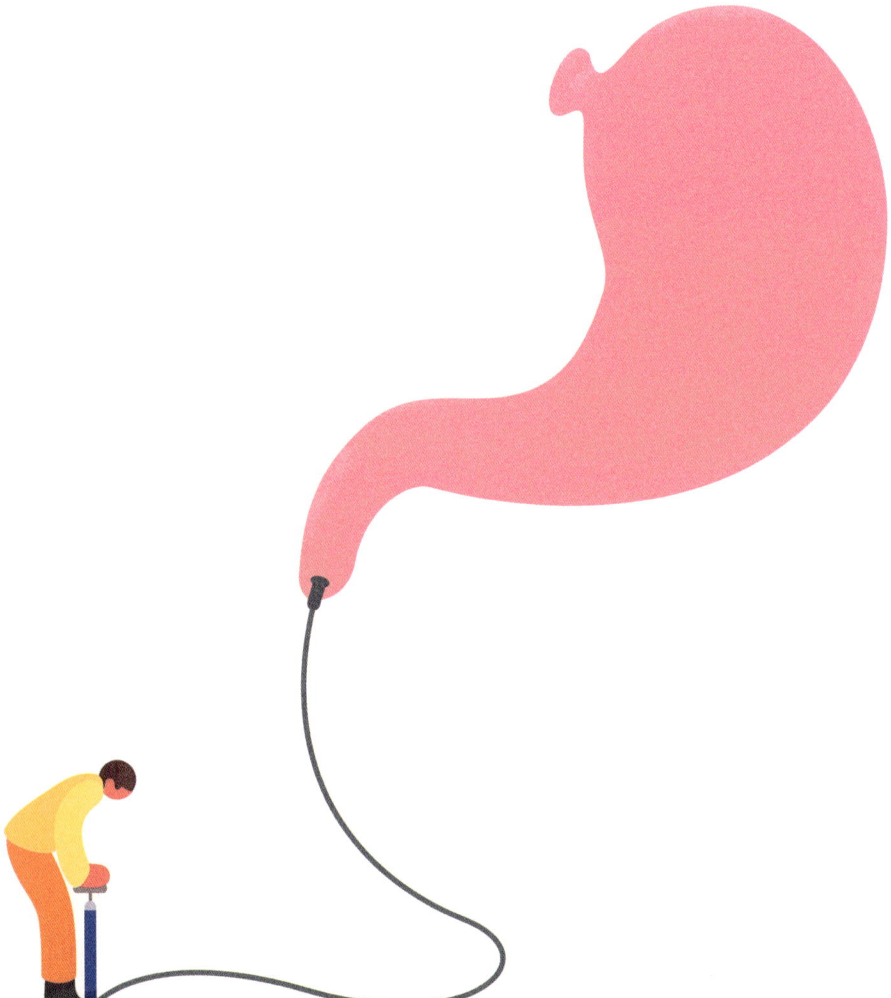

위는 늘어나지 않는다

'열심히 먹어서 위를 늘려 보겠다'는 생각은 위험할 수 있다. 수술 후 남은 위는 주변 조직과 유착되어 단단해지기 때문에, 수술 전처럼 잘 늘어나기 어렵다. 억지로 많이 먹으면 소화불량만 계속될 수 있으므로, 체중에 대한 욕심을 조금 내려놓고 적응 기간을 가지는 것이 중요하다.

병기와 체중 감소

2기, 3기, 4기 환자들은 항암제 치료로 인해 체중이 더 많이 감소했다가 회복하는 경향을 보인다. 궁극적으로 항암제를 했다고 살이 더 많이 빠지지는 않는다.

자주 묻는 질문

Q. 수술 뒤 5kg이나 빠졌는데, 큰일이 아닌가?

A. 매우 흔한 정상 경과이다. 과체중이었다면 더 많이 빠질 수 있다. 과식으로 되돌리려 하지 말고, 소량·자주 원칙을 지켜야 한다.

Q. 위를 적게 잘랐는데 왜 많이 못 먹는가?

A. 남긴 위의 양이 곧바로 식사량·체중을 보장하지 않는다. 개인차가 크고, 적응 기간이 필요하다.

Q. 문합을 다르게 했으면 체중이 덜 빠졌을까?

A. 실제 데이터를 보면 문합·절제 방식 간 체중 곡선 차이는 크지 않은 편이다. 생활 관리가 더 결정적이다.

Q. 많이 먹으면 위가 늘어나서 곧 좋아지는가?

A. 아니다. 과식은 소화불량·역류만 악화시키고, 위는 잘 늘어나지 않는다. 전략을 '양은 줄이고, 횟수는 늘리기'로 바꿔야 한다.

위암 수술 후 삶의 질, 정말 많이 나빠질까?

위암 수술을 앞둔 사람들이 가장 두려워하는 것은 '이제 평생 제대로 못 먹고 살게 되는 건 아닐까?' 하는 걱정이다. 하지만 실제로는 수술 후 1년 이상 지나면 대부분 체중도 안정적으로 되고 위 전체를 절제한 환자 중에서도 잘 먹으면서 생활하는 이들이 많다. 수술 후 겪는 불편함은 실제보다 과장되게 두려움으로 인식되는 경우가 많다.

수술 후 삶의 질, 일반인과 비교하면 어떨까? 결론부터 말하면, 수술 후 삶의 질은 생각보다 나쁘지 않다.

수술 후 삶의 질은 생각보다 나쁘지 않다

삶의 질은 보통 신체적·감정적 기능, 피로감, 통증, 식욕부진, 역류,

섭취량 제한 등 총 22개 항목에 대한 설문으로 평가한다.

- **기능 영역(5)**: 신체·직무·감정·인지·사회 기능
- **증상 영역(9)**: 피로, 구역/구토, 통증, 호흡곤란, 불면, 식욕부진, 변비, 설사, 재정적 어려움
- **위암 특이(8)**: 연하곤란, 통증, 역류, 섭취량 제한, 불안, 입 마름, 식욕, 신체 만족도

수술 후 5년이 지난 환자들을 일반인과 비교했을 때, 22개 항목 중 불편함이 더 크다고 나타난 것은 단 세 가지뿐이었다(재정적 어려움, 역류, 섭취량 제한). 이는 위를 부분 절제했든, 전체 절제했든 마찬가지였다.

그렇다면 왜 환자들은 수술 후 삶의 질이 많이 떨어졌다고 느낄까? 흥미로운 점은, 환자들이 스스로 평가한 '수술 전 내 삶의 질 점수'가 일반인보다 훨씬 높게 나온다는 것이다. 즉, 실제보다 수술 전의 삶을 더 좋게 기억하고, 수술 후를 상대적으로 더 힘들게 느끼는 심리적 요인이 작용한다는 뜻이다.

수술 방법(문합 방법)에 따라 삶의 질 차이가 클까?

다양한 위 절제 방법과 문합술(소화기관을 연결하는 방법)이 있지만, 어떤 방법을 쓰든 삶의 질의 차이는 생각보다 크지 않다. 수술 방법에 따른 삶의 질 차이는 주로 수술 직후부터 6개월~1년 사이에만 나타난

다. 예를 들어, 수술 초기에는 다음과 같은 차이가 있다. 하지만 그 차이는 시간이 지날수록 작아진다.

- **위 부분 절제술**: 유문을 보존하는 수술법이 다른 문합술에 비해 삶의 질이 다소 좋은 경향을 보인다.
- **위 전체 절제술 vs 근위부 절제술**: 위의 윗부분만 잘라 내는 근위부 절제술이 위 전체를 잘라 내는 것보다 삶의 질이 훨씬 좋다.
- **근위부 절제술 내 비교**: 식도와 위를 바로 연결하는 것보다 이중 통로 문합술이나 소장간치술 등 좀 더 복잡한 방법을 사용했을 때 삶의 질이 더 나은 경향이 있다.

여기서 중요한 점은 환자가 느끼는 불편함(삶의 질 점수)과 의사가 내시경으로 보는 소견이 항상 일치하지는 않는다는 것이다. 예를 들어, 위 부분 절제술 후 '루와이 문합술'은 내시경 소견이 다른 방법보다 월등히 좋지만, 정작 환자가 느끼는 삶의 질은 다른 방법과 차이가 없는 경우가 많다.

너무 걱정할 필요는 없다

수많은 연구 자료가 말해 주는 결론은 명확하다. 특정 수술법이나 문합법이 월등히 더 좋다고 맹신하기보다는, 수술을 집도하는 의사가 가장 자신 있고 좋다고 생각하는 방법으로 수술받는 것이 최선이다. 위를 전체 절제하든 부분 절제하든, 아주 오랜 시간이 지나면 삶의 질은 수술 받지 않은 일반인과 거의 차이가 없게 된다. 수술 후 겪게 될 어려움을 미리부터 과도하게 두려워하기보다는, 긍정적인 마음으로 적응해 나가는 게 중요하다. 물론 일부 환자가 겪는 어려움은 결코 가벼운 것이 아니다. 의료진은 이러한 불편함을 줄이기 위해 항상 고민하고 노력하고 있다.

위암 수술 후 자주 묻는 질문

위암 수술을 받은 환자들이 외래에서 가장 많이 하는 질문과 그에 대한 답변을 모아 봤다. 아래는 환자들이 실제로 궁금해하는 점을 중심으로, 이해하기 쉽게 풀어쓴 것이다.

Q. 열심히 먹는데 왜 체중이 안 늘까?

A. 위 수술 후에는 영양 흡수 효율이 떨어지기 때문에 대부분 5~10kg 정도 체중이 줄어드는 것이 정상이다. 줄어드는 것은 주로 지방(내장지방, 피하지방)이고, 근육량은 크게 줄지 않는다. 억지로 먹어서 체중을 늘리기보다는 운동으로 근육량을 늘리는 것이 체중 관리에 더 도움이 된다.

Q. 위를 다 잘랐는데도 먹는 게 수술 전과 비슷한 건 왜인가?

A. 예전에는 위 전체 절제술을 받으면 식사가 힘들다고 생각했지

만, 요즘은 초기 위암을 복강경이나 로봇으로 수술하는 경우가 많아 몸에 주는 충격이 작다. 그래서 위를 전부 절제했어도 생각보다 식사를 잘하는 분들이 많다.

Q. 부분 절제를 했는데 전체 절제술 받은 사람보다 못 먹는 것 같다. 왜 그런가?

A. 수술 방법에 따른 평균적인 경향은 있지만, 사람마다 몸 상태와 회복력이 달라서 결과는 크게 차이 날 수 있다. 같은 약을 먹어도 사람마다 반응이 다르듯, 수술 후 회복도 개인차가 크기 때문이다.

Q. 수술 후 어지럽고, 앉았다 일어나면 핑 도는데, 왜 그런가?

A. 이런 증상은 대부분 기립성 저혈압 때문이다. 살이 빠지면 혈압도 같이 낮아지기 때문이지, 실제로 심각한 빈혈 때문인 경우는 드물다. 대부분은 시간이 지나면서 적응한다.

Q. 떡, 감, 회는 먹으면 안 되는가?

A. 먹어도 된다. 다만 잘 씹어 먹는 것이 중요하다. 예전에는 개복수술 후 장 유착 위험 때문에 피하라고 했지만, 지금은 복강경과 로봇수술이 많아지면서 그 위험이 줄었다. 그래도 명절에 떡을 급하게 많이 먹고 응급실에 오는 경우가 여전히 있으니, 과식은 피해야 한다. 회 역시 수술 여부와 상관없이 잘못 처리된 회는 누구에게나 위험할 수 있다.

Q. 위 수술 후 영양제를 꼭 먹어야 하는가?

A. 대부분의 환자에게는 필요하지 않다. 다만 위 전체 절제술을 한 경우에는 비타민 B_{12} 보충이 필요하다. 매일 먹는 것은 아니고, 2~3년에 한 번씩 일정 기간(약 3개월) 복용하면 충분하다. 그 외의 영양제는 대부분 필요 없으며, 오히려 운동이 건강 유지에 더 중요하다.

Q. 갑자기 힘이 빠지고 손이 떨리는데, 단것을 먹으면 좋아진다. 왜 그런가?

A. 이것은 덤핑 증후군으로, 혈당이 급격히 올라갔다가 떨어지면서 생기는 증상이다. 예방하려면 한 번에 많이 먹지 말고, 천천히 조금씩 자주 먹는 것이 좋다.

Q. 수술 후 역류 증상이 생겼는데, 약을 먹으니 좋아졌다. 괜찮은 것인가?

A. 실제로는 위에 음식이 남아 있는데 계속 먹어서 생기는 경우가 많다. 약은 증상을 줄여 줄 뿐, 근본적인 해결책은 아니다. 한번에 너무 많이 먹지 않고, 식사량을 조절하는 것이 가장 중요하다.

08

항암 치료는 난치성 위암 치료의 희망

정민규 연세암병원 위암센터 교수(종양내과)

위암 치료의 기본은 내시경적 절제나 수술적 절제가 필수적이다. 수술적 절제술을 받고 나면 최종 병기가 결정되며, 병리학적 병기는 종양의 침윤 정도 및 침범된 림프절 수, 복막 등의 전이 여부로 결정된다. 림프절 전이도 없고, 종양의 침윤이 심하지 않은 1기인 경우 수술 단독으로 90% 이상의 환자들이 완치되기 때문에 수술 후 항암 치료는 권고되지 않는다.

위암 수술 후 항암 치료

하지만 림프절 전이가 있거나 종양 침윤이 깊은 2기나 3기인 경우 상

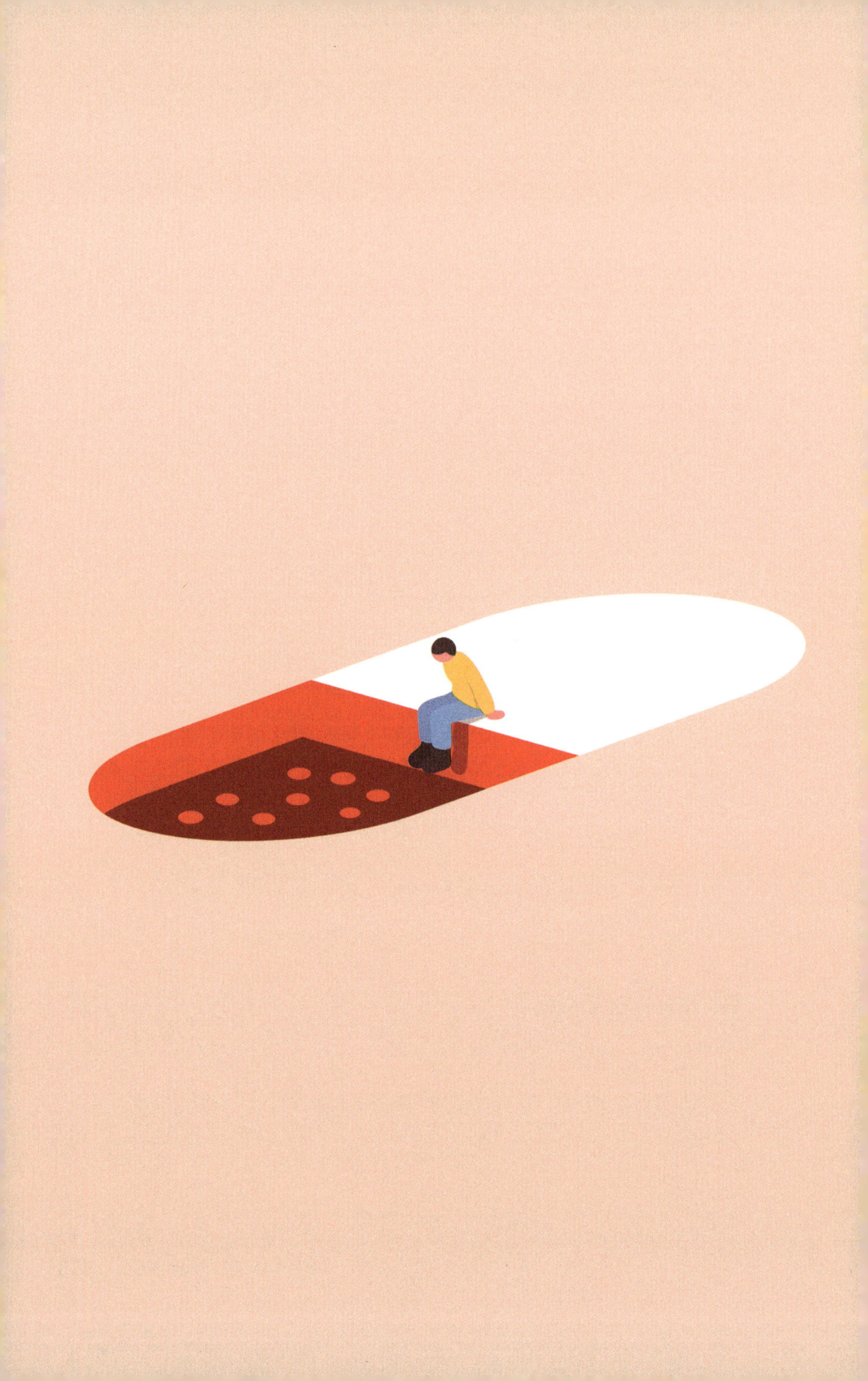

당수의 환자에게서 재발할 수 있어 보조 항암 치료가 필요하다. 종양이 완전히 다 제거되었더라도 눈에 보이지 않는 씨앗 같은 암세포가 몸에 남아 있다가 재발하기 때문에 남아 있을 것으로 예상되는 암세포를 모두 사멸시켜 재발을 막는 것이 보조 항암 치료의 목적이다.

보조 항암제로 현재 두 가지 요법이 사용되고 있다. 환자의 병기, 전신 상태에 따라 티에스원(TS-1, Tegafur+Gimeracil+Oteracil)이라는 경구 항암제를 1년간 복용하거나(6주 간격으로 8회), 주사 항암제인 옥살리플라틴(Oxaliplatin)과 경구 항암제인 카페시타빈(Capecitabine, 상품명: 젤로다 Xeloda)을 병용하여 6개월 동안(3주 간격으로 8회) 치료를 받게 된다.

티에스원과 카페시타빈의 가장 흔한 부작용으로는 피부 탈색, 손발이 붓고 각질이나 물집이 생기는 손발증후군, 설사, 구내염, 식욕 부진, 백혈구 감소증 등이 생길 수 있다. 옥살리플라틴의 가장 흔한 부작용으로는 항암제를 주입하는 혈관의 통증이 있을 수 있고, 찬 것(찬물, 찬 물건을 만질 때, 찬 것을 먹을 때)에 예민하게 반응할 수 있으며, 손발이 저리게 되는 신경독성(모래 위를 걷는 느낌, 저림 증상)이 있을 수 있다. 이런 부작용이 발생하면 담당의와 상의하여 필요에 따라 용량을 감량 또는 중단해야 한다.

진행성 위암의 항암 치료

수술 전 항암 치료

진단 당시 복막 전이나 타 장기 전이는 없지만, 췌장이나 간과 같이 주변 장기 침윤이 있거나 림프절 전이가 심한 경우에는 수술적으로 완전 절제가 어렵다. 완전 절제가 되더라도 상당수 환자가 재발을 경험하기 때문에 바로 수술을 하기보다는 항암 치료를 먼저 받고 나서 암을 줄인 후에 수술하게 된다.

수술 전 항암 치료로 DOS[Docetaxel, Oxaliplatin, TS-1] 요법, 즉 도세탁셀, 옥살리플라틴, 티에스원 세 가지 항암제를 병용하여 세 차례 투여받고서 암이 줄어들면 수술을 고려하게 된다. 도세탁셀이 포함된 항암제 치료를 받기에 탈모 등의 부작용이 생기지만, 반응률이 올라가게 되어 많은 환자의 수술이 가능해진다. 최근에는 면역관문 억제제인 더발루맙(Durvalumab)을 FLOT이라는 세 가지 항암제에 병용한 D-FLOT[5-fluorouracil, Leucovorin, Oxaliplatin, Docetaxel] 요법이 병리학적 관해율 및 재발률을 낮춘다는 연구 결과가 발표되었다. 수술 전후 8차의 항암 치료 및 1년간의 더발루맙 치료를 받게 되는데, 19.2%의 환자에게서는 네 번의 수술 전 항암 치료 후 암이 모두 사라지는 병리학적 관해(Pathologic Complete Remission)도 올 수 있어 더욱 주목받고 있다. 이처럼 국소 진행성 위암이라도 수술 전 항암 치료 및 수술적 절제로 완치 가능성이 점점 커지고 있다.

1차 항암 치료

2기나 3기로 진단되어 보조 항암 치료를 받더라도 20~30%의 환자의 경우 재발을 경험하게 되고, 일반적으로 재발하게 되면 추가 수술로 완치를 기대하기는 어려워 완화적 요법(생명 연장 및 삶의 질 향상을 위한)의 항암 치료를 받게 된다. 또한 진단 당시 수술이 불가능한 국소 진행성 위암이나 타 장기 전이가 있는 경우는 전신 항암 치료가 필요하다.

진행성 위암의 항암 치료로는 최근 개발된 표적치료, 면역치료, 세포독성 항암제 병용 치료가 권고된다. 대표적인 표적치료에는 HER2와 CLND18.2 두 가지가 있다. 모든 진행성 위암 환자에게 표적치료가 해당하는 것은 아니며, 종양의 조직에서 HER2가 양성인 경우만 HER2를 억제하는 트라스투주맙(Trastuzumab, 상품명: 허셉틴Herceptin)을 사용할 수 있는데, 약 15%의 환자가 양성을 보인다. 트라스투주맙과 세포독성 항암제를 병용 치료하면 반응률과 생존율이 향상된다. 또한 HER2가 양성이면서 PD-L1이 양성인 위암일 때 면역치료제인 펨브롤리주맙(상품명: 키트루다)까지 병용하면 생존율이 증가하고, 17%에서는 영상의학적으로 완전히 종양이 사라지는 완전 관해가 올 수 있다. 트라스투주맙을 추가로 사용하면서 늘어나는 부작용은 많지 않으나, 심기능을 일시적으로 떨어뜨리는 심장독성이 있을 수 있어 심장초음파나 MUGA라는 핵의학 검사가 필요하다. HER2가 음성이면서, CLDN18.2가 양성인 경우에는 졸베툭시맙(Zolbetuximab, 상품명: 빌로

이Vyloy)을 세포독성 항암제와 병용 치료할 수 있다. 양성을 보이는 약 38%의 환자에게 졸베툭시맙을 병용하여 치료하면 생존율이 향상된다. 졸베툭시맙의 부작용으로는 구역 구토가 가장 흔하며, 특히 위절제술을 받지 않은 환자에게서 심하게 나타날 수 있다. 하지만 항구토제를 충분히 사용하면 경감될 수 있으며 2차부터는 구역 구토도 많이 감소하게 된다. 또한 면역치료제로 알려진 PD-1 억제제인, 니볼루맙(Nivolumab, 상품명: 옵디보Opdivo), 펨브롤리주맙(Pembrolizumab, 상품명: 키트루다Keytruda), 티스렐리주맙(Tislelizumab, 상품명: 테빔브라Tevimbra)도 위암에서 항암제와 병용 시 좋은 반응 및 생존율 향상을 보인다. 모든 위암 환자에게 항암제와 면역관문 억제제를 병용하여 사용할 수 있지만, PD-L1 발현이 높을수록 효능이 높아서 면역항암제와 병용이 더욱 권고된다. 면역항암제의 부작용으로는 피부 독성(발진, 가려움 등), 간 독성, 설사, 내분비계 독성(갑상선 기능 저하 및 항진, 당뇨) 등이 전신적으로 발생할 수 있다. 대증적인 요법으로 조절할 수 있으나, 전문의와 상의가 필수적이다.

표적치료, 면역치료와 병용되는 세포독성 항암제로는 주로 두 가지 항암제가 병용하여 사용된다. 5-플루오로우라실(5-fluorouracil), 경구 항암제인 카페시타빈(젤로다), 또는 티에스원과 플래티넘(Platinum) 계열의 항암제인 시스플라틴(Cisplatin)이나 옥살리플라틴과 병용하여 사용된다.

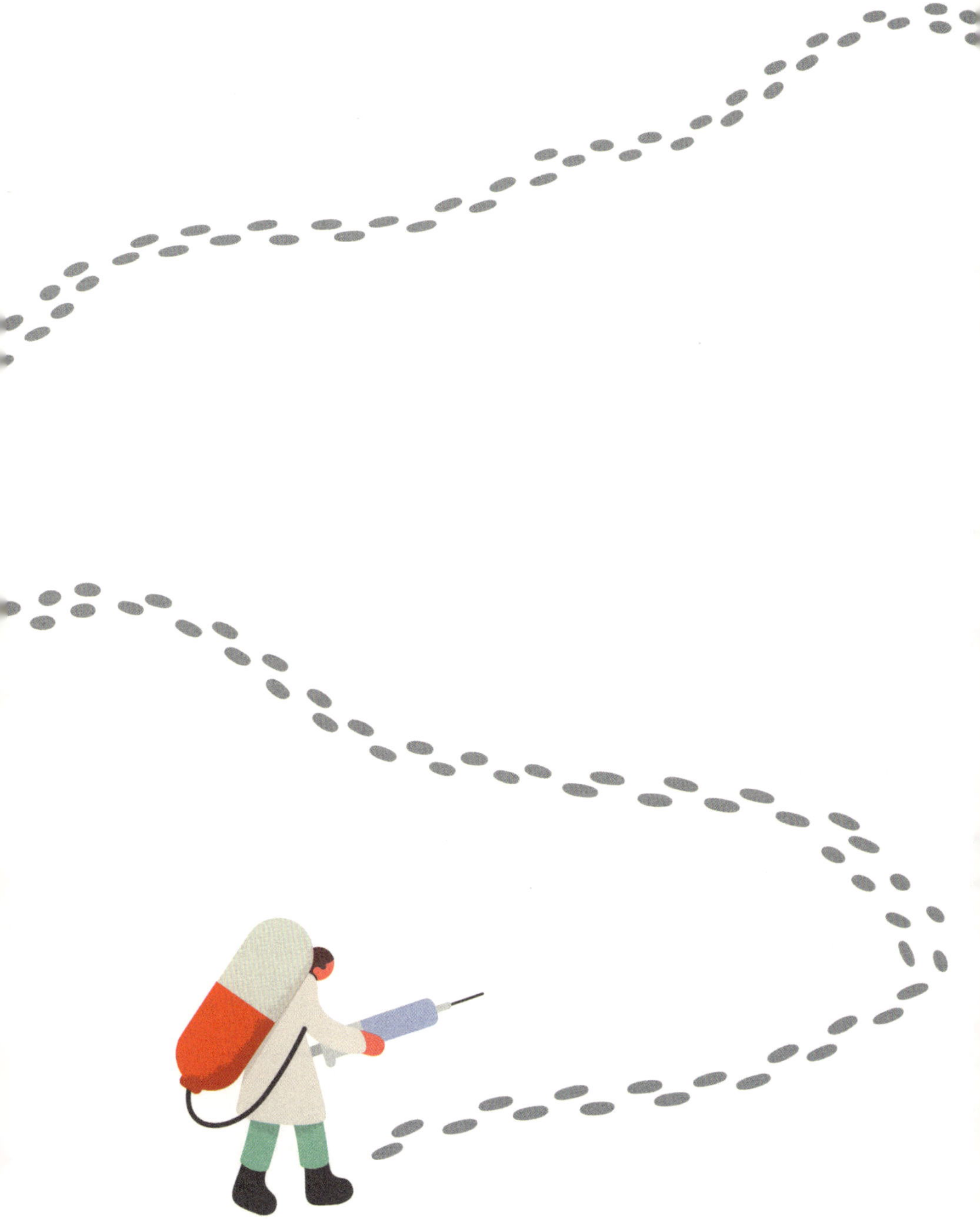

2차 항암 치료

1차 항암 치료를 6개월 이상 받게 되면 상당수의 환자에게 약물저항성이 생기기 때문에 2차 치료제로 바꾸어 치료를 받게 된다. 2차 치료제로는 1차 항암제와 다른 기전을 가진 항암제를 투여받게 되는데, 대표적인 치료제인 파클리탁셀(Paclitaxel)과 라무시루맙(Ramucirumab, 상품명: 사이람자Cyramza) 병용 요법으로 투여받게 된다. 파클리탁셀의 주된 부작용은 몸살, 탈모, 백혈구 감소증, 신경독성 등이고, 혈관 생성 억제제인 라무시루맙의 부작용은 출혈, 멍, 색전증, 상처 지연 등이 있다. 환자의 상태에 따라 파클리탁셀 단독이나 라무시루맙 단독으로 치료받을 수 있으며, 도세탁셀이나 이리노테칸(Irinotecan)도 사용될 수 있다. 또한, MSI-H/dMMR이라는 특이적인 형태가 보이는 경우에는 펨브롤리주맙이나 니볼루맙이 높은 반응률을 보일 수 있어 2차 치료제로 사용될 수 있다.

3차 항암 치료

2차 항암 치료에도 저항을 보이는 경우에는 환자의 컨디션에 따라 3차 치료를 받게 된다. HER2가 양성일 때는 트라스투주맙에 항암제를 병합한 약제인 트라스투주맙 데룩스테칸(Trastuzumab-deruxtecan, 상품명: 엔허투Enhertu)이 계발되어 사용되고 있는데, 반응률과 생존율이 크게 향상되었다. HER2가 음성인 경우에는 이리노테칸, 도세탁셀, 트리플루리딘과 티피라실(Trifluridine and Tipiracil, 상품명: 론서프Lonsurf) 및 니볼루맙(상품명: 옵디보) 등이 사용될 수 있다. 이리노테칸의 주된 부작용으로는 설사 및 백혈구 감소증 등이 있고, 도세탁셀의 부작용으로는 탈모, 백혈구 감소증 및 신경독성이 있으며, 론서프도 구내염, 설사, 백혈구 감소증 등의 부작용이 있다.

신약 임상 치료

세포독성 항암제를 포함하여 새로운 표적치료제 및 면역치료제는 모두 임상 시험을 통해 개발된다. 임상 시험은 1상 연구부터 4상 연구까지 있다.

1상은 새로운 항암제 단독으로 약제의 부작용 용량을 결정하기 위해 진행되며 대부분은 더 이상 표준치료가 없는 환자를 대상으로 진행되지만, 최근에는 새로운 표적에 맞는 환자군을 선별하여 진행하는 임상 치료도 있어 1상에서부터 반응을 보이기도 한다. 1상 연구에서 약제의 용량이나 부작용이 결정되면, 단독으로도 사용하는 2상 임상 연구가 진행되기도 하고, 다른 항암제와 병용하는 1B상 연구도 진행된다.

2상 연구에서는 30~100명 정도의 환자를 대상으로 효능을 보기 위한 연구가 진행되며, 최종적으로 300~1,500명 정도의 환자를 대상으로 표준치료와 비교하는 3상 연구를 통해 효능을 검증하는 연구가 진행된다.

3상 연구에서 최종 약제의 효능이 입증되면, 미국 FDA, 유럽의 EMA나 한국 식약처의 승인을 받고 사용하게 된다. 이와 같이 임상 연구는 신약 개발에 필수적인 과정이므로, 환자에게는 신약 치료 전문가와 상의 후 치료받을 것을 권고한다.

9

위암 환자를 위한 방사선 치료

최서희 연세암병원 위암센터 교수(방사선종양학과)

방사선 치료는 외과적 수술, 항암약물 치료와 함께 3대 암 치료법 중 하나로, 고에너지 방사선을 인체에 조사하여 암세포를 없애는 방법이다. 정밀한 치료 설계를 통해 암세포에 집중적으로 방사선을 조사하여 암세포를 파괴하거나 성장을 억제하고, 주변 정상 세포의 피해는 최소한으로 줄이는 데 그 목적이 있다.

방사선 치료란 무엇인가?

방사선 치료에 이용되는 고에너지 방사선은 흉부 엑스레이(X-ray)나 CT 촬영에서 사용하는 진단용 X선과 종류는 같으나, 에너지가 1,000배

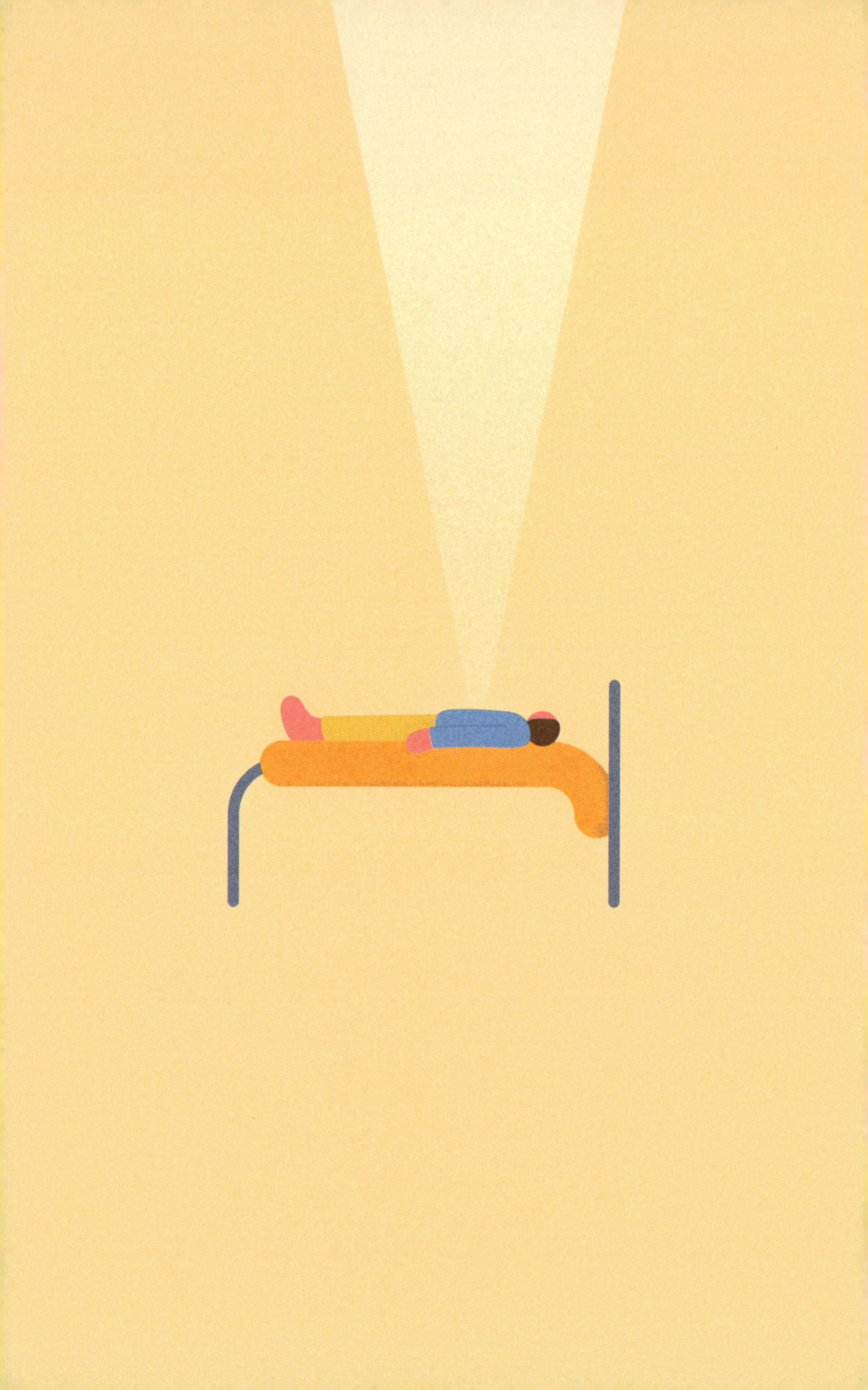

이상 강한 치료용 X선이 가장 많이 사용된다. 그 외 감마선, 양성자(Proton), 중입자[Carbon Ion Radiotherapy(탄소이온 방사선 치료)] 등 다양한 종류의 방사선이 치료에 이용된다. 방사선 치료는 보통 외래 통원 치료로 이루어지며, 하루 수 분에서 20~30분 정도 소요된다. 특히 치료 시 통증이 없고 정상 장기 기능을 보전할 수 있다는 장점이 있다. 방사선 치료는 '방사능 노출'과는 전혀 다르며, 치료받는 환자가 주변 사람에게 영향을 주지 않기 때문에 어린아이, 산모 등과의 접촉을 피할 필요가 없는 안전한 치료이다.

일반 방사선 치료의 원칙은 분할 치료(Fractionation)이다. 방사선 치료는 한 번에 많은 양의 방사선을 조사하면 짧은 기간에 치료를 완료할 수 있지만, 방사선 치료 부위 주변의 정상 조직도 같은 손상을 받아 부작용이 커질 수 있다. 따라서 일반 방사선 치료의 경우 암 치료에 필요한 총 방사선량을 5~8주에 걸쳐 매일 소량씩 나누어 조사하는 분할 치료로 시행된다. 치료 기간이 길어지면 환자는 불편할 수 있지만, 분할 치료 시 주변 정상 세포는 보호하면서 종양의 파괴 효과를 높일 수 있어 더 효율적인 치료가 가능하다. 다만 종양의 위치나 크기에 따라 통상적인 분할 치료법보다 치료 기간을 단축시키고, 회당 선량을 높인 소분할 치료법(Hypofractionation)이나 극소분할 치료법(Ultrahypofractionation)이 더 효과적인 경우도 있다.

방사선 치료의 종류는?

방사선 치료는 크게 외부방사선 치료와 내부방사선 치료(근접방사선 치료)로 나뉜다.

1) 외부방사선 치료(External Beam Radiation Therapy)

외부방사선 치료는 몸 바깥에서 방사선을 쏘아, 몸 안에 있는 암을 치료하는 방법이다. 환자가 치료 기계 위에 누워 있으면, 기계가 주위를 돌거나 다양한 각도에서 암 부위로 방사선을 정확하게 조사한다. 이때 기계는 몸에 직접 닿지 않는다.

통상적(2차원) 방사선 치료(2D RT)

가장 기본적인 치료 방법이다. X-ray나 단순 영상을 바탕으로 암이 있는 부위에 방사선을 비교적 넓고 단순한 형태로 조사한다.

3차원 입체조형 방사선 치료(3D CRT)

CT 영상을 바탕으로 암 조직과 주변 장기를 3차원 입체 영상으로 정밀하게 구성한 뒤, 암의 형태에 맞춰 여러 방향에서 방사선을 입체적으로 조사하는 방법이다. 다엽조준기(Multileaf Collimator)를 사용하여 종양의 모양에 꼭 맞게 방사선 빔을 조절한다. 2D RT보다 정밀하고, 정상 조직 손상을 줄일 수 있지만, 방사선의 세기를 조절하지는 않기 때문에 복잡한 형태의 암에는 다소 제한이 있을 수 있다.

세기조절 방사선 치료(IMRT)

3D CRT보다 더 정교한 치료이다. 방사선의 방향뿐만 아니라 세기(Intensity)까지 조절할 수 있는 고급 기술이다. 따라서 복잡한 형태의 종양이나 민감한 장기 주변의 암에 특히 효과적이다. 암에는 더 많은 방사선을 집중적으로 조사하고, 정상 조직에는 가능한 적은 방사선을 조사할 수 있다. 치료 설계가 매우 정밀하고 복잡해 치료 시

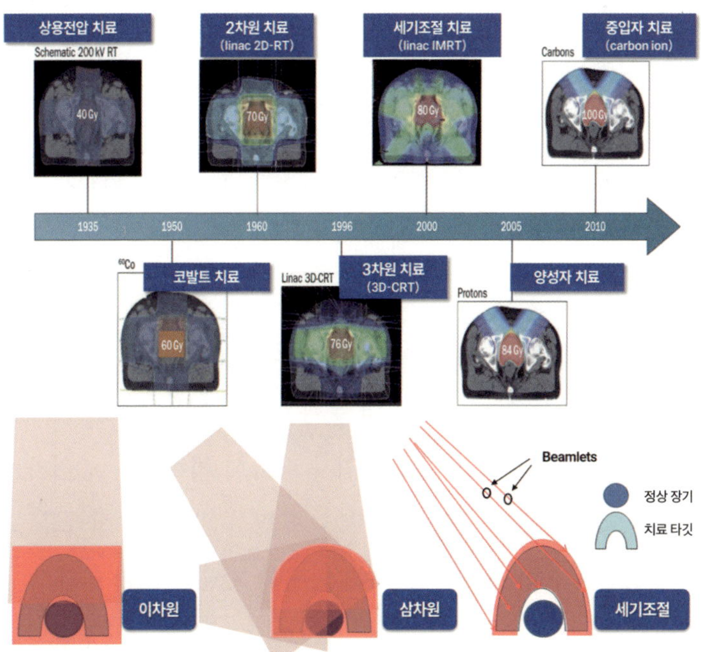

[그림 9-1] 방사선 치료의 종류

간은 조금 더 길 수 있다. 사용되는 장비에는 Versa, Tomotherapy, CyberKnife, TrueBeam, Halcyon, Synergy 등이 있다.

양성자 치료(Proton Therapy)

양성자 치료는 기존의 X선 방사선 치료와 달리, '양성자(Proton)'라는 입자를 사용하여 암을 치료하는 방법이다. 양성자는 인체를 지나면서 '브래그 피크(Bragg Peak)'라는 특별한 물리적 특성을 보인다. 이 특성은 양성자가 몸속 특정 깊이에 도달했을 때만 방사선 에너지를 집중적으로 방출하고, 그 이후에는 방사선이 거의 사라지는 현상이다. 이 덕분에 다음과 같은 장점이 있다. 종양에는 필요한 만큼의 고선량 방사선을 정확히 전달할 수 있고, 그 주변의 정상 조직에는 불필요한 방사선 노출을 최소화할 수 있다. 특히, 소아, 뇌, 척수, 눈 근처, 심장 주변 등 민감한 부위에 있는 암이나, 재치료가 필요한 경우에 적합한 치료이다.

중입자 치료(Carbon Ion Radiotherapy, CIRT)

중입자 치료는 양성자보다 더 무거운 입자인 탄소이온(Carbon Ion)을 사용하는 가장 발전된 형태의 입자 방사선 치료이다. 중입자 역시 브래그 피크 현상을 이용하여 암 조직에 방사선을 집중시키되, 그 효과는 양성자보다 더 강력하다. 특히 다음과 같은 특징이 있다. 탄소이온은 암세포에 더 치명적인 손상을 유발할 수 있는 높은 생물학적 효과를 지니고 있어, 기존 X선 치료나 양성자 치료에 잘 반응하지 않았던 암에도 효과를 보일 수 있다. 또한 중입자는 조직 파괴력이 크고 침투력이 강해, 정밀한 치료 설계와 정교한 위치 조정이 필요하다. 현재 국내에서는 연세암병원에서만 시행되고 있으며, 췌장암, 간암, 육종, 재발암 등 난치성 종양에서 특히 치료 효과를 기대할 수 있다.

체부정위 방사선 치료(Stereotactic Body Radiation Therapy, SBRT)

SBRT는 짧은 기간(보통 1~5회)에 고선량의 방사선을 종양 부위에 집중적으로 조사하는 고정밀 방사선 치료이다. CT 영상 등을 바탕으로 종양의 위치를 3차원적으로 정밀하게 파악한 뒤, 여러 방향에서 동시에 방사선을 집중 조사한다. 정상 조직에 대한 방사선 노출은 최소화하면서도, 암세포에는 강력한 효과를 낼 수 있어 짧은 기간 안에 높은 치료 효과를 기대할 수 있다. 주로 폐암, 간암, 뇌종양 등에 적용되며, 최근에는 전립선암, 척추 종양 등에도 점차 활용되고 있다. 치료 횟수와 방사선량은 종양의 위치, 크기, 환자의 전신 상태 등을 종합적으로 고려하여 방사선종양학 전문의가 결정한다.

호흡연동 방사선 치료(Respiratory-Gated Radiation Therapy)

폐나 간처럼 호흡에 따라 위치가 달라지는 장기에 생긴 암을 치료할 때 사용되는 정밀 치료 방법이다. 환자가 숨을 쉴 때 종양이 움직이는 패턴을 실시간으로 추적 및 분석하여, 종양이 정해진 위치에 도달할 때만 방사선을 조사함으로써, 정확한 부위에만 방사선이 조사되도록 한다. 이 방법은 불필요한 방사선 조사 범위를 줄이고, 암 부위에는 충분한 방사선을 주되 정상 조직은 더욱 잘 보호할 수 있는 장점이 있다. 치료 시 호흡 조절 장치나 추적 장비를 추가로 사용하는 경우도 있다.

영상유도 방사선 치료(Image-Guided Radiation Therapy, IGRT)

IGRT는 방사선 치료를 시작하기 직전에 영상 촬영을 통해 환자의 종양 위치를 다시 한번 확인하고, 필요시 위치를 정밀하게 보정한 후 치료를 시행하는 방법이다. 치료 전 매회 영상 확인을 통해 몸의 미세한 움직임이나 자세 변화로 인한 오차를 줄일 수 있어, 방사선이 목표한 부위에 정확히 도달하도록 도와준다. 이처럼 IGRT는 정상 조직의 방사선 노출을 줄이고, 치료 효과를 높일 수 있는 핵심 기술이다. 보통 IMRT나 SBRT처럼 고정밀 방사선 치료 기법과 함께 사용되며, 특히 척수, 뇌, 전립선과 같이 정밀도가 매우 중요한 부위에 필수적이다.

2) 내부방사선 치료 (근접방사선 치료, Brachytherapy)

내부방사선 치료는 방사선을 내는 동위원소(방사선 물질)를 몸 안에 삽입해 암과 아주 가까운 거리에서 직접 방사선을 쏘는 치료 방법이다. 방사선이 주변 조직으로 퍼지지 않고, 치료가 필요한 부위에만 국한되기 때문에 정상 조직 손상이 매우 적다. 치료 방법은 일시적으로, 또는 영구적으로 방사선 물질을 삽입하는 방식으로 나뉘며, 전립선암, 자궁경부암, 자궁내막암, 두경부암 등에서 사용된다.

방사선 치료 진행 과정은?

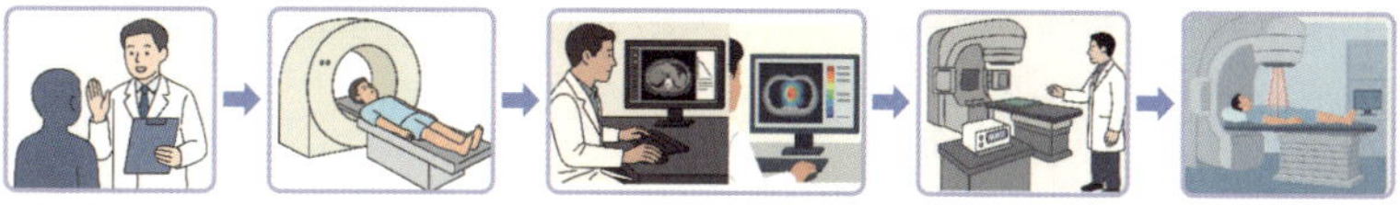

[그림 9-2] 방사선 치료 진행 과정

방사선 치료는 다음과 같은 순서로 진행된다.

① 방사선종양학과 전문의 진료

가장 먼저 방사선종양학과 전문의의 진료를 받게 되며, 진단받은 암의 종류, 병기, 수술·항암 치료 병행 여부 등을 토대로 방사선 치료의 필요성과 가능 여부를 평가한다. 기존 영상 검사 결과(CT, MRI, PET 등)와 의무기록을 함께 검토하며, 환자의 전신 상태와 기저 질환 등도 고려한다. 치료가 결정되면, 어떤 방식의 방사선 치료가 필요한지, 그리고 예상 소요 기간과 부작용, 주의사항 등에 대해 상세히 설명한다.

② 모의 치료(Simulation)

실제 방사선 치료를 설계하기 위해, 환자의 자세를 고정하고 정확한 치료 부위를 설정하는 단계이다. 치료 중 사용할 고정 기구(머리 마스크, 진공 쿠션 등)를 착용한 상태에서 CT 촬영을 시행한다. 경우에 따라 MRI, PET과 영상 융합도 병행된다. 치료 부위를 기준으로 피부에 작은 점을 표시하거나 특수 스티커를 부착할 수 있다. 폐나 간처럼 움직이는 장기일 경우, 호흡 연동 장비를 함께 사용할 수 있다. 이때 촬영한 영상은 치료 계획 수립을 위한 기초자료로 사용된다.

③ 치료 계획 수립(Treatment Planning)

모의 치료로 얻은 영상 자료를 바탕으로 정밀한 방사선 치료 계획을 수립한다. 방사선종양학과 전문의가 종양과 정상 장기를 구분하여 표시하고(Contouring), 이를 바탕으로 적절한 선량, 조사 방향, 조사 범위를 설계한다. 종양에는 충분한 방사선이 전달되고, 중요한 정상 장기는 최대한 보호되도록 방사선 빔의 경로와 세기를 세밀하게 조정한다. IMRT, 3D-CRT, SBRT, IGRT 등 치료 기법의 선택도 이 단계에서 결정된다. 치료 계획 승인 후 실제 치료가 시작된다.

④ 방사선 치료 시작

정해진 계획에 따라 외래에서 치료가 본격적으로 시작된다. 보통 주 5회(월~금) 치료하며, 5~7주간 지속된다. 일부 고정밀 치료는 1~5회로 단축되기도 한다. 매회 치료 시간은 약 10~30분, 실제 방사선 조사 시간은 수 분 내외이다. 치료 중 통증은 없으며, 기계에 몸이 닿지 않기 때문에 편안히 누워 있으면 된다.

⑤ 치료 중 관리

치료 기간에 주기적인 외래 진료를 통해 치료 반응과 부작용을 점검한다. 보통 1~2주에 한 번 외래 진료가 이루어지며, 피부 이상, 피로, 식욕 저하, 배뇨·배변 변화 등의 여부를 확인한다. 필요시 약물 처방, 영양 상담, 혈액 검사나 영상 검사가 병행된다. 치료 도중 불가피한 상황(감염, 심한 부작용 등)이 발생하면 일정 조정이 필요할 수 있다.

⑥ 치료 종료 후 경과 관찰

치료가 끝난 이후에도 정기적인 추적 관찰이 매우 중요하다. 일반적으로 치료 종료 후 4~8주 사이에 첫 영상 검사를 시행하여, 종양의 반응 여부, 크기 변화, 새로운 이상 유무를 평가한다. 이후 환자의 상태와 병의 특성에 따라 3~6개월 간격으로 추적 진료와 검사가 계속된다. 일부 부작용은 수개월~수년 후에 발생할 수 있으므로 장기적인 모니터링이 필요하다.

위암에서 방사선 치료는 언제 시행하나?

위암 치료에서 중심이 되는 방법은 수술과 항암 치료이다. 방사선 치료는 모든 환자에게 일괄적으로 적용되는 기본 치료법은 아니며, 위암의 특성과 해부학적 위치를 고려할 때 특정 상황에서 선택적으로 시행되는 보조적 치료이다.

실제로 방사선 치료는 다양한 목적에 사용되고 있지만, 위암의 경우에는 다른 암에 비해 널리 시행되지는 않는다. 그 이유는 방사선 치료 역시 수술과 같은 국소 치료법이기 때문에 수술과 치료 목적이 중

복되는 경우가 많으며, 무엇보다 복강 내 장기들이 대체로 방사선에 민감하다는 한계가 있기 때문이다. 예를 들어, 방사선 치료가 흔히 사용되는 암들은 대개 몸의 표면에 가깝거나 방사선 조사 범위 내에 중요한 장기가 적은 경우이다. 이러한 조건에서는 방사선을 안전하게 조사할 수 있으며, 주변 정상 조직의 손상을 최소화할 수 있다. 그러나 위나 췌장과 같은 복강 깊숙이 위치한 장기는 방사선 표적을 정밀하게 설정하기 어려울 뿐 아니라, 간이나 소장 등 민감한 장기들이 가까이 있어 부작용 발생 위험이 상대적으로 높다. 이러한 제한점들로 인해 위암에서 방사선 치료는 수술이나 항암 치료에 비해 덜 강조되어 온 것이 사실이다.

하지만 모든 위암 환자에게서 방사선 치료가 배제되는 것은 아니며, 종양의 위치, 크기, 병기, 수술 가능성, 환자의 전신 상태 등을 종합적으로 고려하여 방사선종양학과 전문의가 방사선 치료의 시행 여부를 신중히 결정한다. 다음과 같은 상황에서는 방사선 치료가 위암 환자에게서 선택적으로 고려될 수 있다.

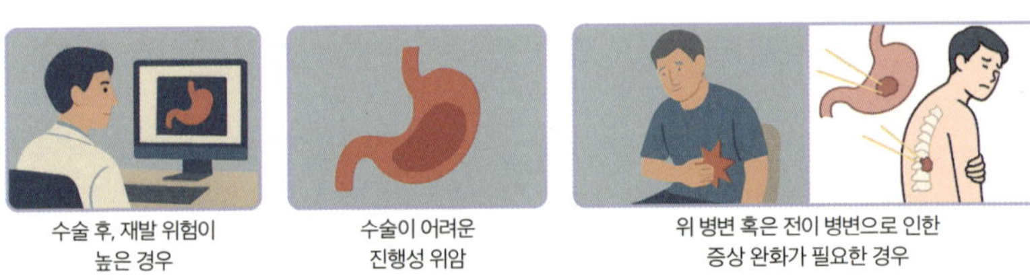

[그림 9-3] 위암 환자의 방사선 치료 예시

① 수술 후, 재발 위험이 높은 경우

위암 수술 후에도 암이 다시 생길 가능성이 있는 경우, 방사선 치료가 도움이 될 수 있다. 특히, 암이 위벽을 깊이 침범했거나 여러 개의 림프절로 전이된 경우, 수술 후 병변 경계면에서 암세포 양성으로 나온 경우 등의 상황에서는 암이 남아 있을 가능성이나 재발 위험이 상대적으로 높기 때문에, 항암 치료와 함께 방사선 치료를 추가함으로써 재발을 줄이고 치료 효과를 높이는 데 도움이 될 수 있다.

② 수술이 어려운 진행성 위암

암이 너무 커졌거나, 주위 장기(간, 췌장 등)로 퍼져 있어 수술이 어려운 경우에도 방사선 치료가 고려될 수 있다. 이럴 때는 보통 항암 치료와 방사선 치료를 함께 시행하여, 암의 진행을 억제하고 증상을 조절하며 경우에 따라 수술이 가능하도록 종양 크기를 줄이는 목적도 기대해 볼 수 있다. 이러한 치료는 '비수술적 국소 치료'로 분류되며, 개별 환자의 상태에 따라 신중히 판단하게 된다.

③ 암이 다시 생긴 경우(국소 재발)

수술을 받았더라도, 시간이 지나 위 주변이나 림프절에 국소적으로 암이 재발하는 경우가 있다. 이런 상황에서는 재수술이 어려운 경우가 많기 때문에, 방사선 치료가 국소 병변의 크기를 줄이고, 통증이나 불편한 증상을 완화하기 위한 목적으로 시행되기도 한다. 이러한 경우에도 항암 치료와 병행하는 방식으로 시행될 수 있다.

④ 증상 완화를 위한 방사선 치료(고식적 치료)

암이 여러 부위로 퍼져 완치를 기대하기 어려운 상황에서도 방사선 치료는 환자의 증상을 줄이고 삶의 질을 개선하는 데 중요한 역할을 할 수 있다. 크게 두 가지 상황으로 나눌 수 있다.

- **위 자체에 의한 증상 완화**: 출혈로 인한 빈혈, 음식물 통과가 어려운 폐색 증상 등이 있는 경우, 방사선 치료를 통해 출혈을 멈추거나, 폐색을 일부 완화하여 식사가 가능하도록 도울 수 있다.
- **다른 부위로의 전이에 의한 증상 완화**: 척추나 뼈로 전이되어 통증이 심하거나, 신경이 눌려 마비 증상이 나타나는 경우에도 방사선 치료를 통해 통증을 줄이고 기능을 보존하는 데 도움을 줄 수 있다.

위암 방사선 치료 후 부작용 관리

위암에 대한 방사선 치료는 비교적 드물지만, 시행되는 경우에는 인접한 소화기관과 간, 신장 등의 정상 장기에 영향을 줄 수 있기 때문에 일시적인 부작용, 또는 드물게는 지속적인 부작용이 나타날 수 있다. 치료 중 또는 치료 직후 나타날 수 있는 대표적인 부작용은 다음과 같다.

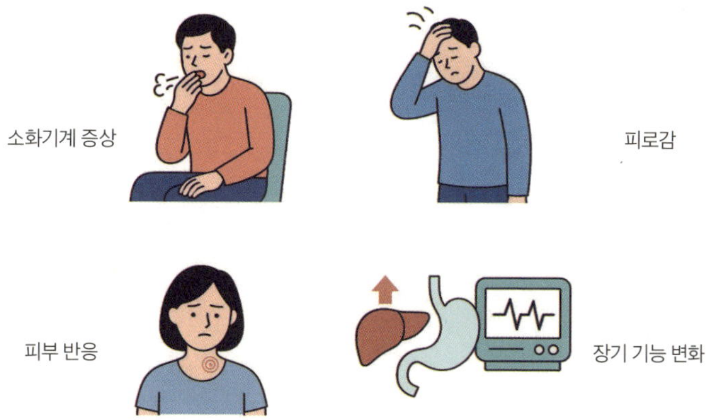

[그림 9-4] 방사선 치료 후 발생 가능한 부작용

- **소화기계 증상**: 메스꺼움, 구토, 식욕 저하, 복부 팽만감, 설사 또는 변비 등이 일시적으로 나타날 수 있다. 증상이 지속되거나 악화될 경우 의료진에게 알려야 하며, 필요시 약물 치료나 식이 조절이 병행된다.
- **피로감**: 방사선 치료 기간 중 전신 피로를 호소하는 경우가 많다. 무리하지 않고 휴식을 충분히 취하는 것이 중요하다.
- **피부 반응**: 치료 부위 피부에 붉어짐이나 민감함이 발생할 수 있으나, 위암의 경우는 조사 부위가 깊숙이 위치해 피부 반응은 상대적으로 드물다.
- **장기 기능 변화**: 드물게 간 기능 수치 상승, 위장관 출혈 위험 증가 등이 발생할 수 있으므로 정기적인 혈액 검사와 영상 검사를 통해 모니터링하게 된다.

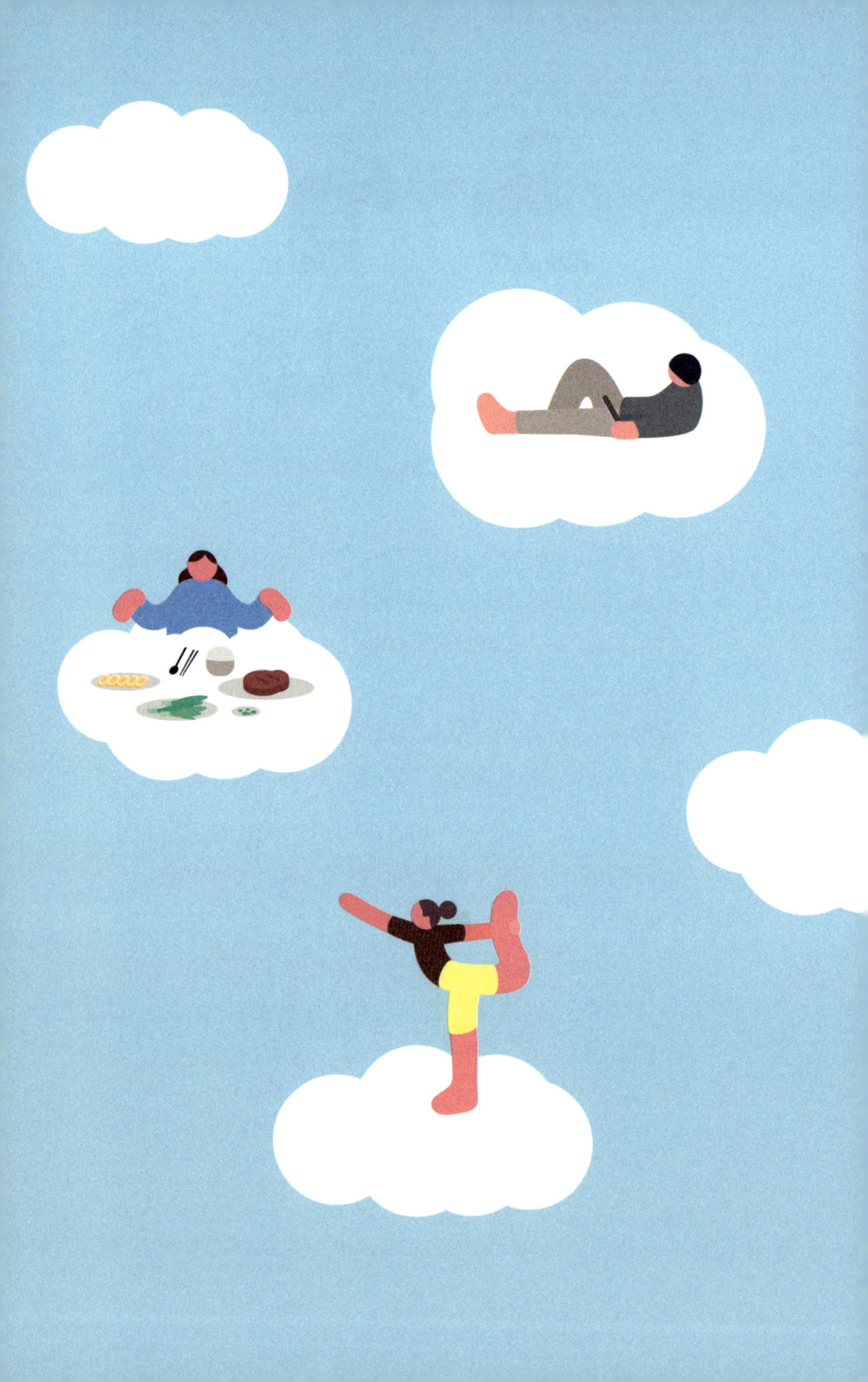

이러한 부작용은 대부분 일시적이며 치료 종료 후 서서히 호전된다. 그러나 일부 증상이 지속되거나 일상생활에 불편을 줄 때는 조기에 의료진의 진료를 받는 것이 중요하다.

방사선 치료 후 생활 습관 관리

방사선 치료 후 회복을 돕고 부작용을 줄이기 위해 다음과 같은 생활 습관을 실천하는 것이 도움이 된다.

- **균형 잡힌 식사**: 소화가 잘되는 부드러운 음식 위주로 식단을 조절하며, 위 점막에 자극이 되는 매운 음식, 기름진 음식, 카페인 등은 피하는 것이 좋다.
- **충분한 수분 섭취**: 설사나 체력 저하가 있는 경우 탈수를 예방하기 위해 하루 6~8컵 이상의 수분 섭취를 권장한다.
- **규칙적인 휴식과 수면**: 방사선 치료 중이나 치료 후에는 피로감을 느낄 수 있으므로 무리하지 말고 충분한 수면과 휴식을 취해야 한다.
- **음주 및 흡연 금지**: 음주와 흡연은 위 점막을 자극하고 전반적인 회복을 방해하므로 치료 전후 모두 피하는 것이 좋다.
- **적절한 운동**: 컨디션에 따라 가벼운 걷기나 스트레칭은 체력 회복과 스트레스 완화에 도움이 된다.

- **정기적인 외래 진료 및 검진:** 치료가 끝난 후에도 일정 간격으로 영상 검사와 혈액 검사를 통해 치료 효과와 이상 여부를 확인해야 한다.

10

항암 치료 후 완치를 향한 위암 수술

박성현 연세암병원 위암센터 교수(위장관외과)

위암이 진단되면, 의사들은 먼저 암이 얼마나 진행되었는지 확인하기 위해 여러 가지 검사를 한다. 이를 병기 검사라고 부른다.

가장 기본적으로는 내시경과 복부 CT 검사를 통해 위와 주변 장기의 상태를 확인한다. 암이 위벽의 어느 층까지 침범했는지, 주변 림프절이나 간, 폐 같은 다른 장기로 전이가 있는지를 보는 것이다. 조기 위암이라고 판단되면 내시경 초음파를 통해 위벽의 깊이와 침윤 정도를 더 자세히 확인하기도 한다. 반대로 진행성 위암이 의심되면 PET-CT라는 검사를 통해 암세포가 어디 어디 퍼져 있는지 확인하기도 한다.

선행 항암 치료, 보조 항암 치료, 완화 항암 치료

"우선 항암 치료를 한다는 것은 어떤 의미인가?"

이렇게 병기 검사가 끝나면, 치료 방향이 정해진다. 만약 진행성 위암이지만 수술이 가능한 상태라면, 원칙적으로는 수술적 치료가 가장 먼저 고려된다. 진행성 위암을 완치로 이끄는 거의 유일한 방법이 바로 종양을 완전히 제거하는 수술이기 때문이다.

여기서 "수술이 가능하다"는 말은 곧 병이 4기까지 진행된 상태는 아니라는 뜻이다.

위암에서 4기라는 것은 암이 위를 넘어서 복막으로 번졌거나, 간 같은 다른 장기로 퍼졌거나, 또는 대동맥 주위나 깊은 후복막 림프절까지 전이가 확인된 경우를 말한다.

원격 전이가 뚜렷한 경우에는 CT나 PET 같은 검사만으로도 4기라고 진단할 수 있다. 그러나 아주 작은 복막 전이는 CT나 PET에서 잘 보이지 않는 경우가 있다. 이런 경우에는 수술을 준비해 들어갔지만, 막상 배를 들여다보았을 때 복막이나 다른 장기에 작은 전이가 발견되어, 수술 도중에 최종적으로 4기로 진단되는 일도 있다.

이렇게 검사로 병기를 확인한 뒤, 만약 4기로 진단된다면 수술보다는 항암 치료가 먼저 시작된다. 복막이나 다른 장기로 암이 퍼진 상황에서는 수술로 완치를 기대하기 어렵기 때문이다. 이때 항암 치료는 암의 진행을 늦추고 증상을 줄여 주는 데 더 큰 의미가 있다. 이 경우

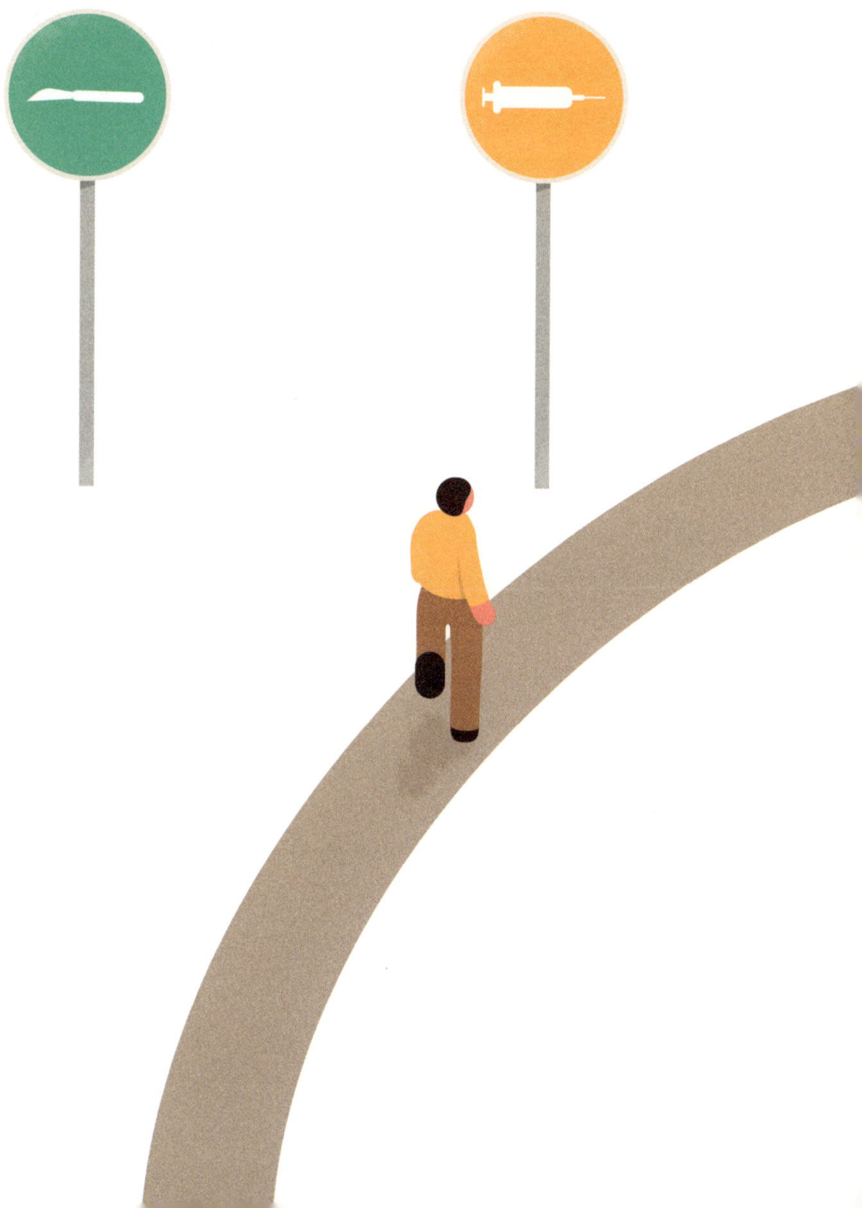

에 항암 치료는 '완치를 위한 치료'라기보다는, 암의 속도를 늦추고 삶의 질을 지켜 주기 위한 치료라는 점에서 '완화 항암 치료'라고 부른다. 환자가 겪는 통증이나 음식 섭취의 불편, 체중 감소 같은 증상을 줄이고, 가능한 한 일상생활을 오래 유지할 수 있도록 돕는 것이 목표이다.

반대로 4기가 아니라면, 즉 암이 국한되어 있고 전이가 없는 상태라면 진행성 위암에서 원칙적으로 완치를 기대할 수 있는 가장 중요한 치료는 수술이다. 하지만 모든 환자에게 무조건 수술만이 정답은 아니다. 암의 진행 정도나 환자의 상태에 따라, 수술 전에 항암 치료를 먼저 하는 것이 수술 결과를 더 좋게 만들 수 있는 경우가 있다. 이 경우에 분명히 4기는 아니라고 하는데도, 의사들이 "항암 치료를 먼저 해 봅시다"라고 권하는 경우가 있는 것이다. 이런 경우는 결국 수술을 예정하고 있기는 하지만, 그 전에 항암 치료를 통해 암의 크기를 줄이거나, 위 주변 림프절 전이를 줄이고, 눈에 보이지 않는 미세한 암세포를 미리 잡기 위해 항암을 먼저 하는 것이다. 이렇게 수술 전에 미리 항암 치료를 하는 방법을 '선행 항암 치료'라고 부른다.

여기에 추가로, 수술이 끝난 뒤에도 재발률을 낮추고 완치 가능성을 높이기 위해 시행하는 항암 치료를 '보조 항암 치료'라고 한다. 즉, 수술 전 항암은 수술을 더 잘되게 하기 위해, 수술 후 항암은 재발을 줄이고 완치를 더 확실히 하기 위해 시행되는 것이다.

이처럼 위암에서 항암 치료는 상황에 따라 목적이 달라질 수 있다.

수술이 먼저 가능한 환자이지만 수술 결과를 더 좋게 하기 위해 수술 전	⇨	**선행 항암 치료**
수술 후에 재발률을 낮추고 완치 가능성을 높이기 위해	⇨	**보조 항암 치료**
수술이 불가능한 경우(4기, 타 장기 침범 등), 재발한 경우, 수술 후에도 암의 완전 제거를 하지 못한 경우	⇨	**완화 항암 치료**

따라서 내가 받는 항암 치료가 어떤 목적에서 하는 것인지, 환자의 병기와 함께 이해하는 것이 매우 중요하다. 단순히 '항암을 한다'가 아니라, '나는 지금 어떤 이유로 항암을 받고 있는가?'를 아는 것이 치료를 이해하고 준비하는 데 큰 도움이 된다.

선행 항암 치료 후 수술

"수술을 바로 하지 '않고', 먼저 항암 치료를 한다는데, 왜 그런가?"

위암 진단을 받으면 많은 환자가 '수술로 잘라 내야 완치되는 거 아닌가?'라고 생각한다. 실제로 수술은 위암 치료에서 가장 중요한 방법이 맞는다. 그런데 어떤 경우에는 의사들이 "수술을 조금 미루고, 먼저 항암 치료를 해 봅시다"라고 권하기도 한다. 환자 입장에서는 의아할 수밖에 없을 것이다.

그 이유는 바로 수술의 성공률을 높이고, 재발 위험을 줄이기 위해서이다. 암이 크거나 주변 림프절까지 퍼져 있다면, 곧바로 수술하는 것보다 먼저 항암 치료로 크기를 줄이고 병을 억제하는 것이 더 유리할 수 있다. 예를 들어 암이 위 주변 림프절이나 주변 장기 근처까지 많이 번져 있다면, 수술만으로 완벽하게 제거하기 어렵다. 하지만 항암 치료로 암의 진행을 억제하고 병의 범위를 줄인 후에 수술한다면, 암의 완전 절제 확률을 더 올릴 수 있고, 장기적으로 재발 위험도 줄일 수 있다.

또한 수술 자체를 더 안전하게 만들 수 있다는 장점도 있다. 암이 크고 주변 장기와 밀착해 있으면, 곧바로 수술할 경우 출혈이나 합병증 위험이 더 높다. 하지만 항암 치료로 암이 줄어들면 절제 범위가 줄고, 수술 과정도 훨씬 깔끔해질 수 있다. 즉, 환자 입장에서 수술이 "더 안전하고, 더 성공적으로" 끝날 가능성이 커지는 것이다.

이와 함께 중요한 점은, 항암제가 얼마나 잘 듣는지 미리 확인할 수 있다는 것이다. 수술 전에 항암 치료를 해 보면, 환자의 몸이 그 항암제에 얼마나 반응하는지를 알 수 있다. 만약 효과가 좋으면 수술 후 보조 항암 치료에도 같은 약제를 사용할 수 있고, 반응이 나쁘면 다른 방법을 고려할 수도 있다. 이렇게 미리 암의 성격을 파악해 두면 수술 이후 치료 계획을 세우는 데 큰 도움이 된다.

이처럼 수술을 예정해 두고 먼저 시행하는 항암 치료를 '선행 항암 치료'라고 부른다. 모든 환자가 대상은 아니지만, 일부 진행성 위암 환자에게는 이 방법이 수술 후 결과를 개선하고 완치 가능성을 높여 주는 중요한 전략이 된다.

"그럼 어떤 환자가 수술 전에 항암 치료를 받게 되는가?"

그렇다면 구체적으로 어떤 상황에서 선행 항암 치료가 필요한 걸까?

우선, 암이 위 주변 림프절까지 많이 번져 있는 경우이다. 림프절 전이가 많다는 것은 암이 이미 위를 벗어나 다른 곳으로 퍼지려는 성향이 강하다는 뜻이기도 하다. 이때는 바로 수술을 하기보다는 항암 치료로 림프절 전이를 줄여 놓고 수술을 하는 것이 더 유리하다.

또 종양 자체가 크거나 주변 장기와 가까이 붙어 있는 경우이다. 암이 크면 수술 과정에서 절제 범위가 넓어지고 합병증 위험도 올라간다. 항암 치료를 통해 암이 줄어들면 수술 범위가 줄고, 환자가 수술 후 회복하는 과정도 훨씬 안전해질 수 있다.

그리고 재발 위험이 높은 진행성 환자인 경우이다. 수술하더라도 눈에 보이지 않는 작은 암세포들이 몸속 어딘가에 남아 있을 가능성이 크기 때문에, 항암 치료를 먼저 해서 이 보이지 않는 암세포들을 줄여 두면 수술 후 재발 가능성을 낮출 수 있다.

정리하면, 선행 항암 치료는 무조건 모든 환자에게 적용되는 방법은 아니다. 또한 위 기술된 상황에서도 바로 수술하는 것이 제안될 수도 있다. 아직 우리나라에서 흔하게 시행되는 방법은 아니지만, 향후 이렇게 선행 화학 요법을 하는 것이 더욱 확대될 가능성이 있다. 암이 조금 진행된 상태에서 수술 성적을 끌어올리고, 재발을 줄이며, 환자에게 더 안전한 길을 열어 주기 위한 전략으로 선택되는 경우가 많다. 그렇기 때문에 의사가 "수술 전에 항암 치료를 먼저 합시다"라고 말한다면, 그것은 환자에게 불리해서가 아니라 오히려 더 나은 수술 결과와 완치를 위해 미리 준비하는 과정이라고 이해하면 된다.

"항암 치료를 끝내면 수술까지 어떤 과정을 거치게 되는가?"

수술 전에 선행 항암 치료를 하기로 결정되면, 이 치료는 처음부터 '수술까지 이어지는 하나의 과정'으로 계획된다. 다시 말해, 항암 치료가 끝나면 원칙적으로는 수술을 받게 된다는 뜻이다. 단, 치료 도중 병이 예상보다 많이 진행되어 수술이 불가능해진 경우에는 계획이 바뀔 수 있다.

선행 항암 치료를 시작하기 전에 꼭 필요한 단계가 있다. 바로 진단 복강경 검사이다. CT나 PET 같은 영상 검사로는 확인되지 않는 작은 복막 전이가 있을 수 있기 때문에, 실제로 배 안을 카메라로 직접 확인한다. 만약 이 검사에서 복막 전이가 발견되면, 애초에 계획했던 수술이 불가능해지고 치료 방침이 달라질 수 있다. 그래서 진단 복강경은 선행 항암 치료를 시작하기 전에 필수적인 절차이다.

계획된 항암 치료가 끝나면, 다시 영상 검사를 통해 항암 치료가 얼마나 효과가 있었는지를 확인한다. 암의 크기나 림프절이 줄어든 정도를 평가하고, 수술 전 환자의 전신 상태를 점검한다. 심장, 폐, 간 기능 등 환자의 체력이 수술을 감당할 수 있는지도 다시 확인하게 된다. 선행 항암 치료를 받은 환자의 여정은 다음과 같다.

진단 복강경으로 정확한 병기 확인 ⇨ 계획된 항암 치료 진행 ⇨ 치료 효과와 환자 상태 확인 ⇨ 예정된 수술 진행 ⇨ 필요시 추가 보조 항암화학 치료

"수술 이후에도 또 항암을 하는가?"

많은 환자가 "수술로 암을 다 떼어 냈다면 끝난 것 아닌가요?" 하고 묻는다. 하지만 실제로는 수술이 잘 끝난 뒤에도 추가로 항암 치료를 권유받는 경우가 많다. 왜 그럴까?

그 이유는 재발의 확률을 낮추기 위해서이다. 아무리 수술을 꼼꼼하게 했다 하더라도, 눈에 보이지 않는 아주 작은 암세포가 몸속 어딘가에 남아 있을 가능성을 완전히 배제할 수는 없다. 이런 보이지 않는 암세포들이 시간이 지나면서 다시 자라난다면, 결국 재발로 이어질 수 있다.

그래서 수술 후에는 일정 기간 보조 항암 치료를 시행하는 것이 표준치료로 자리 잡았다. 보조 항암 치료는 이미 수술로 눈에 보이는 암은 제거했지만, 혹시 남아 있을지 모르는 미세한 암세포까지 없애 재발의 위험을 낮추고 완치 가능성을 조금 더 높이는 것이 목적이다.

물론 모든 환자가 보조 항암 치료를 받는 것은 아니다. 암이 위벽의 가장 얕은 층에만 국한되어 있고, 림프절 전이가 없는 초기 위암 환

자라면 수술만으로도 충분히 완치를 기대할 수 있어 추가 항암 치료가 필요하지 않다. 반면, 암이 깊게 침범했거나 림프절 전이가 확인된 진행성 위암 환자라면 수술 이후 보조 항암 치료가 권장된다.

환자 입장에서는 수술을 잘 마쳤는데 다시 항암 치료를 권한다면 막막하고 지칠 수 있다. 하지만 의사들이 권하는 이유는 환자의 몸속에 있을지 모르는 작은 암세포까지 다스려서, 재발 위험을 낮추고 더 오래 건강하게 살 수 있도록 돕기 위해서이다.

전환수술

원래는 수술이 불가능했던 진행된 암이 항암 치료 등을 통해 줄어들거나 상태가 호전되어, 수술로 완전히 제거할 수 있게 되었을 때 시행하는 수술

"수술이 불가능하다고 하는데, 무슨 의미인가?"

많은 환자가 "수술이 불가능하다"는 말을 들으면 곧바로 희망이 없다고 생각하곤 한다. 하지만 이 표현은 치료를 포기한다는 뜻이 아니라, 현재 상황에서 수술로는 암을 완전히 없애기 어렵다는 의미에 가깝다.

보통 이런 경우를 진단 당시 '4기 위암'이라고 부른다. 암이 간이나 폐, 복막, 혹은 대동맥 주위의 중요한 림프절까지 퍼져 있는 경우가 해당한다. 이처럼 암이 이미 위를 넘어 다른 장기에 전이된 상태라면, 설령 위를 포함한 전이 부위를 수술로 제거하더라도 몸속 어딘가에 남아 있는 암 때문에 대부분 재발 위험이 매우 높다. 따라서 무리하게 수술을 진행하는 것은 환자에게 큰 도움이 되지 못하고, 오히려 회복에 부담만 줄 수 있다.

또 한 가지 마주하게 되는 상황은, 처음 검사에서는 수술이 가능해 보였더라도, 실제 수술 직전에 시행하는 진단 복강경 검사에서 상황이 달라질 수 있다는 것이다. CT나 PET 같은 영상 검사에서 발견되지 않았던 작은 복막 전이가 복강경에서 확인되면, 결국 병기는 '4기'로 판정된다. 이때에도 계획했던 수술은 중단되고, 항암 치료가 우선적인 치료가 된다.

즉, "수술이 불가능하다"는 말은 환자의 상태가 수술로는 해결되지 않는 단계라는 뜻이며, 이 시기에는 항암 치료가 가장 중요한 치료 방법이 된다.

"항암 치료에 잘 반응하면 수술을 다시 할 수도 있는가?"

많은 환자가 "수술이 불가능하다"는 말을 들은 뒤, 항암 치료를 받으면 혹시 다시 수술을 할 수 있는지 궁금해한다. 실제로 일부 경우에는 항암 치료 후 암의 범위가 줄어들면서 수술이 다시 가능해질 수 있다. 이를 전환수술이라고 한다.

이 경우 시행되는 전신 항암 치료는 완치를 직접적으로 목표로 하기보다는, 암의 진행을 늦추고 증상을 조절하며, 환자의 생활을 지켜 주는 것을 주된 목적으로 하게 된다.

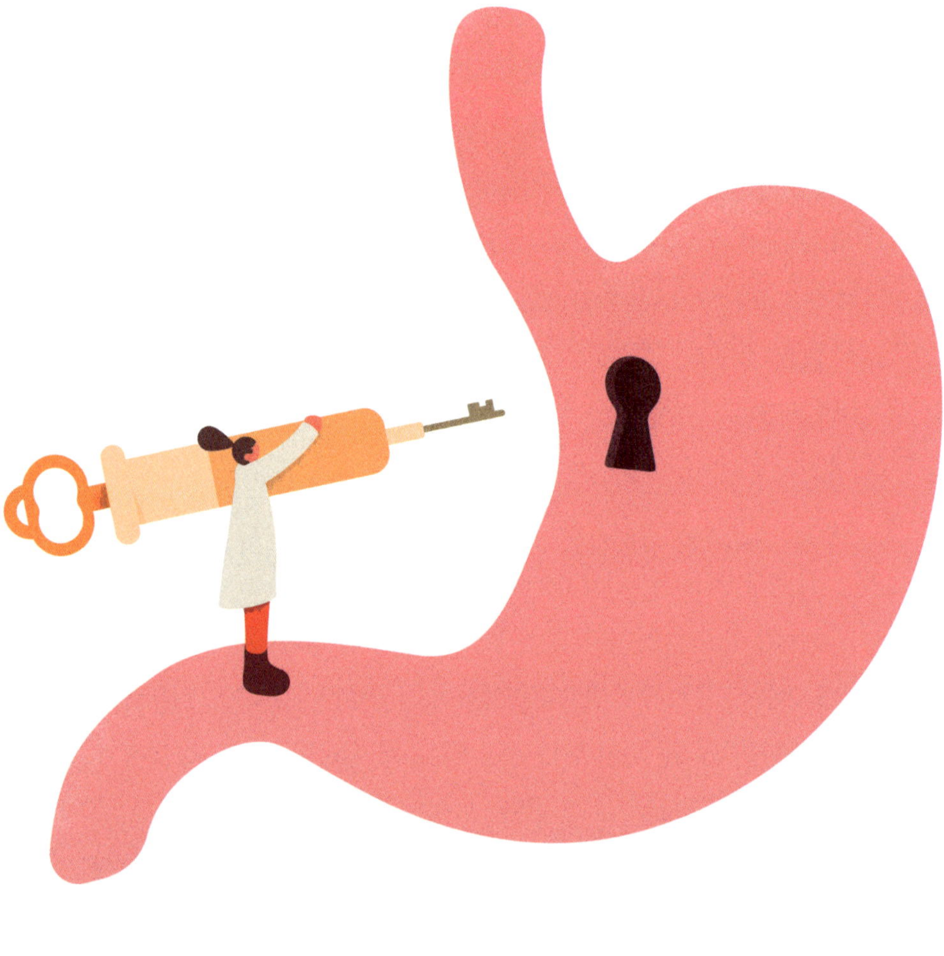

전환수술은 모든 환자에게 해당되는 치료 방법은 아니며, 아주 선택된 일부 환자에게만 가능성이 열려 있다. 항암 치료의 효과가 좋아 암이 눈에 띄게 줄어들었을 때, 남아 있는 암을 수술로 제거하면 재발 위험을 낮추거나 생존 기간을 연장할 수 있을 것으로 기대되는 경우에만 시도된다.

예를 들어, 처음 진단에서 간에 여러 개 전이가 있던 환자가 항암 치료 후 영상 검사에서 전이가 눈에 띄게 줄어들거나 사라졌을 때, 혹은 복막에 작은 결절들이 있었는데 치료 후 더 이상 관찰되지 않을 때가 해당될 수 있다. 하지만 이런 경우에도 실제로 수술이 가능한지는 여러 요소를 고려해 신중하게 결정된다.

무엇보다 중요한 점은, 전환수술은 항암 치료가 충분히 효과적이었다는 전제가 반드시 필요하다는 것이다. 항암 치료에도 불구하고 암이 진행되거나 효과가 뚜렷하지 않은 경우라면 수술은 도움이 되지 않는다. 또한 설령 수술을 시행하더라도, 암이 이미 한 차례 전이되었던 상태이기 때문에 재발 위험이 여전히 높다는 한계가 있다. 따라서 수술을 받았다고 해서 "완치가 보장된다"고 생각해서는 안 되며, 엄격히 선택된 환자에게만 신중히 시도되는 치료이다.

전환수술 여부는 단순히 영상 검사 결과만으로 결정되지 않는다. 환자의 전신 건강 상태, 수술 후 회복 가능성, 남아 있는 암의 범위 등을 모두 종합적으로 평가한다. 이러한 판단은 보통 위암 전문 외과의, 종양내과의, 영상의학과의 등이 함께 참여하는 다학제 논의를 통해 내려지며, 환자 한 사람 한 사람의 상황에 맞추어 결정된다.

정리하면, 항암 치료에 잘 반응했다고 해서 모든 환자가 수술을 다시 받을 수 있는 것은 아니다. 다만 항암 치료로 암이 충분히 줄어든 경우에는 제한적이지만 전환수술을 고려할 수 있고, 이 경우 치료 성적이 향상되었다는 보고들이 있다. 그러나 이는 어디까지나 특정 환자군에서만 가능하며, 신중하게 선택해야 하는 치료 옵션이다.

"언제/어떻게 수술이 결정되는가?"

항암 치료가 시작되면, 치료 효과를 정기적으로 확인하는 과정이 필요하다. 항암제 투여를 하게 되면 보통 3-4사이클마다, 암의 크기와 전이 여부를 평가한다. 이때는 종양이 줄어드는지, 그대로인지, 혹은 더 커지는지를 판정한다.

항암 치료 초기에 반응이 좋아 보인다고 해서 곧바로 수술을 진행하지는 않는다. 일정 기간 이상 항암 치료를 이어가면서, 반응이 안정적으로 유지되는지, 새로운 병변이 나타나지 않는지를 확인하는 것이 중요하다. 보통은 수개월 동안 항암 치료를 하면서 이러한 경과를 지켜본 뒤, 다학제 논의를 거쳐 수술 여부를 고려하게 된다.

그리고 최종적으로 수술을 결정하기 전에는 진단 복강경 검사가 다시 시행된다. CT나 PET 같은 영상 검사로는 보이지 않았던 작은 복막 전이나 미세한 병변이 남아 있는지 직접 눈으로 확인하기 위함이다. 만약 이 과정에서 여전히 전이가 발견된다면, 수술은 진행하지 않고 항암 치료를 이어가게 된다.

결국, 완화적 목적의 항암 치료를 하다가 반응이 좋아서 시행하는 전환수술의 적응증은 아주 항암 반응이 좋은 선택된 환자에게서, 잔존 암과 전이암을 수술로 완전히 제거할 수 있다는 확신이 들고, 동시에 환자의 전신 상태가 매우 양호할 때, 다학제 진료 후에 수술 결정이 가능하다. 즉, 수술은 단순히 항암 치료에 반응했다고 곧바로 결정되는 것이 아니라, 여러 차례의 영상 검사와 최종 복강경 검사까지 종합적으로 판단한 뒤에야 신중하게 진행된다고 이해하면 된다.

"완치할 수 있는가?"

전환수술을 하면 완치가 가능한지 궁금할 것이다. 전환수술은 항암 치료로 암이 충분히 줄어들고, 새로운 전이가 나타나지 않으며, 남아 있는 암을 수술로 완전히 제거할 수 있다고 판단되는 경우에만 고려된다. 다시 말해, 전환수술 자체가 흔한 치료가 아니라, 매우 제한된 상황에서만 시도될 수 있는 치료 방법이다.

이러한 조건이 모두 충족되면 일부 환자에게는 장기간 암이 재발하지 않고 건강하게 지낼 수 있는 가능성이 생기기도 한다. 실제로 항암 치료에 매우 좋은 반응을 보인 뒤 전환수술을 받은 환자 중 일부는 장기간 생존하거나, 완치에 가까운 결과를 얻는 경우도 있다. 하지만 이 역시 모든 환자에게 해당되는 것은 아니다. 암이라는 질환 자체가 재발 위험을 완전히 예측하기 어렵고, 눈에 보이지 않는 미세 전이가 남아 있을 수 있기 때문이다.

따라서 전환수술은 ‘완치를 약속하는 치료’라기보다는, 현재 상태에서 가장 적극적이고 근본적인 치료를 시도해 보는 과정이라고 이해하는 것이 더 정확하다. 전환수술을 통해 얻을 수 있는 가장 큰 의미는, 그동안 항암 치료만으로는 기대하기 어려웠던 장기 생존의 기회를 열어 줄 수 있다는 점이다. 물론 수술 이후에도 정기적인 추적검사와 관리가 필요하며, 경우에 따라 추가 치료가 이어질 수도 있다.

무엇보다 중요한 것은 지금 단계에서는 항암 치료를 성실히 이어가며 충분한 치료 반응을 얻는 것이다. 요즘 항암제는 계속 발전하고 있고, 기존에 비해 효과적이고 부작용이 적은 약들이 새롭게 도입되고 있다. 또한 복막 전이가 있는 환자에게도 복강 내 항암 치료 같은 새로운 방법들이 시도되면서 치료의 가능성이 점차 넓어지고 있다.

결국, 전환수술은 완치의 문을 조금 더 열어 주는 기회이지만, 그 이전에 항암 치료를 잘 받는 것이 가장 중요한 첫걸음이다. 치료 과정 하나하나가 희망으로 이어질 수 있다는 점을 기억하고, 의료진과 함께 차근차근 나아가 보자.

11

위암 환자를 위한 슬기로운 식단

유현지 세브란스병원 영양팀 영양사

위암은 치료 방법에 따라 소화 기능을 고려한 식사 관리가 필요하다. 위 절제 수술 후에는 위의 저장 용량이 줄어들기 때문에, 식사량을 조절하고 일부 식품을 제한하는 등 회복 단계에 맞춰 점진적으로 식사에 적응해야 한다. 또한 항암 치료 중에는 항암 약물로 인한 다양한 부작용에 적절히 대응할 수 있는 식사 관리가 필요하다. 치료를 마친 이후에는 건강한 식습관을 유지하며, 활동량에 알맞은 섭취량과 적절한 체중을 유지하는 것이 중요하다. 이처럼 치료 방법에 따라 식사 관리 방식이 달라지기 때문에 위 절제 수술 후, 항암 치료 중, 그리고 위암 재발 방지를 위한 식사 관리로 나누어 각각 살펴보고자 한다.

위 절제 수술 후

위암 수술 후 몸의 변화

영양 결핍과 체중 감소

위 수술 후에는 대부분의 환자가 체중이 감소하는데, 수술 후 1~2개월까지 평균 10~20% 정도 체중이 감소할 수 있다. 이는 수술 후 먹는 양이 줄어듦, 영양소의 흡수 불량 등으로 인한 것이다. 한 번에 섭취하는 양이 절대적으로 줄었기 때문에 체중 감소를 최소화하기 위해서는 소량씩 자주 섭취하며 식사량이 충분해질 때까지 영양밀도가 높은 영양 보충 제품을 활용하는 것도 도움이 된다.

덤핑 증후군

위 절제 후 위의 용량이 줄어들고 그로 인해 섭취한 음식이 소장으로 빨리 내려가 음식물이 빠르게 흡수되는 것에 우리 몸이 적응하지 못해 생기는 현상을 덤핑 증후군이라 한다. 초기 덤핑 증후군은 식후 30분 이내 복통, 설사, 구토, 가슴 두근거림, 식은땀, 어지러움, 무기력감과 같은 증상을 일으킬 수 있고, 후기 덤핑 증후군은 식후 2시간에 저혈당으로 인한 식은땀, 현기증, 손발의 떨림, 무력감, 권태감, 집중력 저하 등과 같은 증상을 일으킬 수 있다.

<덤핑 증후군 예방을 위한 식사 요령>

- 음식물은 천천히, 꼭꼭 씹어서 섭취한다.
- 포만감을 느낀다면, 식사를 중단한다.
- 식사 중에 물, 국물, 음료 등의 수분 섭취를 되도록 피한다.
- 수분은 식사 전후 30~60분 정도에 마신다.
- 당분이 많이 포함된 음식(식혜, 꿀물, 매실차, 탄산음료, 주스, 케이크 등)을 한꺼번에 많이 먹지 않는다.
- 식후 15~30분 동안은 비스듬한 자세를 취한다.

저혈당과 같은 덤핑 증후군 증상이 나타나면 편안한 자세로 앉아 아래 표의 간식을 섭취하도록 한다.

저혈당 시 응급 식품	● 꿀이나 설탕 1수저(15ml) ● 주스나 청량음료 3/4컵(175ml) ● 요구르트 1개(100ml 기준) ● 사탕 3~4개 ※이 중에서 한 가지만 섭취한다.

- 출처: 대한당뇨병학회

설사

위 절제 후 음식물이 십이지장을 통과하지 않고 우회하는 경우 음식물과 담즙의 분비에 시간 차가 생겨 지방 흡수의 장애가 발생하고, 미주신경 절제로 인해 장운동이 빨라져 설사나 무른 변을 자주 볼 수 있다. 설사가 계속되면 탈수, 체중 감소 등을 초래할 수 있다.

<설사 시의 식사 요령>

- 물, 미음, 보리차, 이온음료 등을 활용하여 수분을 충분히 섭취한다.
- 커피, 홍차, 콜라, 코코아, 초콜릿 등과 같은 카페인이 많이 들어간 음식은 제한한다.
- 기름진 음식, 자극적인 음식, 너무 차가운 음식은 피한다.
- 유제품 섭취 시 가스, 복부팽만 등의 증상이 있으면 증상이 호전될 때까지 잠시 중단한다.
- 과식하지 말고 소량씩 섭취한다.

역류성 식도염

역류성 식도염은 위식도 괄약근 기능의 저하로 인해 섭취한 음식물이 식도로 역류하여 생긴다. 음식 섭취 시 과식하지 않고 천천히 오래 씹어 삼킨다. 특히 식사 직후에 곧바로 눕지 않도록 하며 취침 2시간 전에는 음식을 먹지 않는 생활 습관을 갖는 것이 좋다.

골다공증

위 절제 수술 후 괄약근이 소실되면서 음식물이 빠르게 소장을 통과하게 되어 칼슘과 비타민 D의 흡수가 저하된다. 특히 칼슘은 산성 환경에서 흡수율이 높지만, 위산 분비가 감소하면 칼슘 흡수가 줄어들어 골다공증 및 골연화증이 발생할 수 있다. 이를 예방하려면 칼슘이 풍부한 음식을 섭취해야 한다. 유당불내증이 있는 경우, 유당이 분해된 제품을 선택하는 것이 좋다. 카페인과 나트륨은 칼슘 배설을 촉진하므로 커피 대신 보리차, 현미차 같은 곡류차나 루이보스, 캐모

마일, 자스민, 히비스커스 등의 허브차를 마시고, 짠 음식은 섭취를 줄이는 것이 바람직하다.

칼슘이 풍부한 식품	우유, 치즈, 요플레, 두부, 미꾸라지, 뱅어포, 굴, 아몬드, 칼슘 강화 음료나 시리얼
비타민 D가 풍부한 식품	버섯, 달걀노른자, 참치, 꽁치, 장어, 고등어, 연어, 버터, 우유, 요플레, 치즈

빈혈

철결핍성 빈혈은 위산 분비가 줄어들거나, 음식물이 십이지장을 우회하게 되면서 철분 흡수가 제대로 이루어지지 않거나, 철분 섭취가 부족할 때 발생할 수 있다. 그리고 위에서 분비되는 내인성 인자는 비타민 B_{12} 흡수를 돕는데, 위 절제 수술 후 이 내인성 인자의 분비가 감소하면 비타민 B_{12} 흡수도 줄어들어 거대적아구성 빈혈이 생길 수 있다. 철분은 식물성 식품보다 동물성 식품에서 흡수가 더 잘 되며, 비타민 C는 철분 흡수를 높여 주는 역할을 하므로 채소나 과일과 함께 섭취하면 도움이 된다. 반대로, 차나 일부 음료에 함유된 탄닌 성분은 철분과 결합하여 흡수를 방해하므로, 식사 직후에는 마시지 말고 1시간 정도 지난 뒤에 마시는 것이 좋다.

철분 및 비타민 B_{12}가 풍부한 음식	달걀노른자, 견과류, 해산물, 굴, 살코기, 간

위암 수술 후 식사

위는 섭취한 음식물을 저장하고 골고루 섞어 잘게 부수는 역할을 하는데, 수술 후에는 이러한 기능이 제한되므로 변화된 나의 몸에 맞춰 식사를 한다.

천천히 꼭꼭 씹어 먹는다

위는 음식물이 들어오면 연동운동으로 위액이 섞이고 음식을 작은 입자로 갈아 준다. 수술로 위가 절제되면 소화력이 저하되고 하부식도괄약근이 없어져 위에서 십이지장으로 음식물이 내려가는 속도를 조절하기 어렵게 된다. 그러므로 꼭꼭 씹어 먹으면 음식이 잘게 잘라지고 침 속에 있는 소화효소인 아밀라아제가 분비되어 소화에 도움을 줄 수 있다. 30회 이상 씹고, 20분 이상의 식사 시간을 갖도록 하며 물이나 주스 등의 음료도 벌컥 마시기보다 여러 번에 나눠서 삼키는 것이 좋다. 국에 밥을 말아서 먹게 되면, 잘 씹지 않고 삼키게 되니 주의해야 한다. 천천히 꼭꼭 씹어 먹는 것은 수술 직후뿐만 아니라 계속 지켜야 하는 식습관이기도 하다.

여러 번 나누어 섭취한다

수술 후 초기에는 한 번에 먹을 수 있는 양이 매우 적기 때문에, 수술 전처럼 하루 2~3끼 식사만으로는 충분한 영양을 공급하기 어렵다. 따라서 식사 횟수를 늘려 자주 먹는 것이 중요하다. 1회 섭취량이 충분

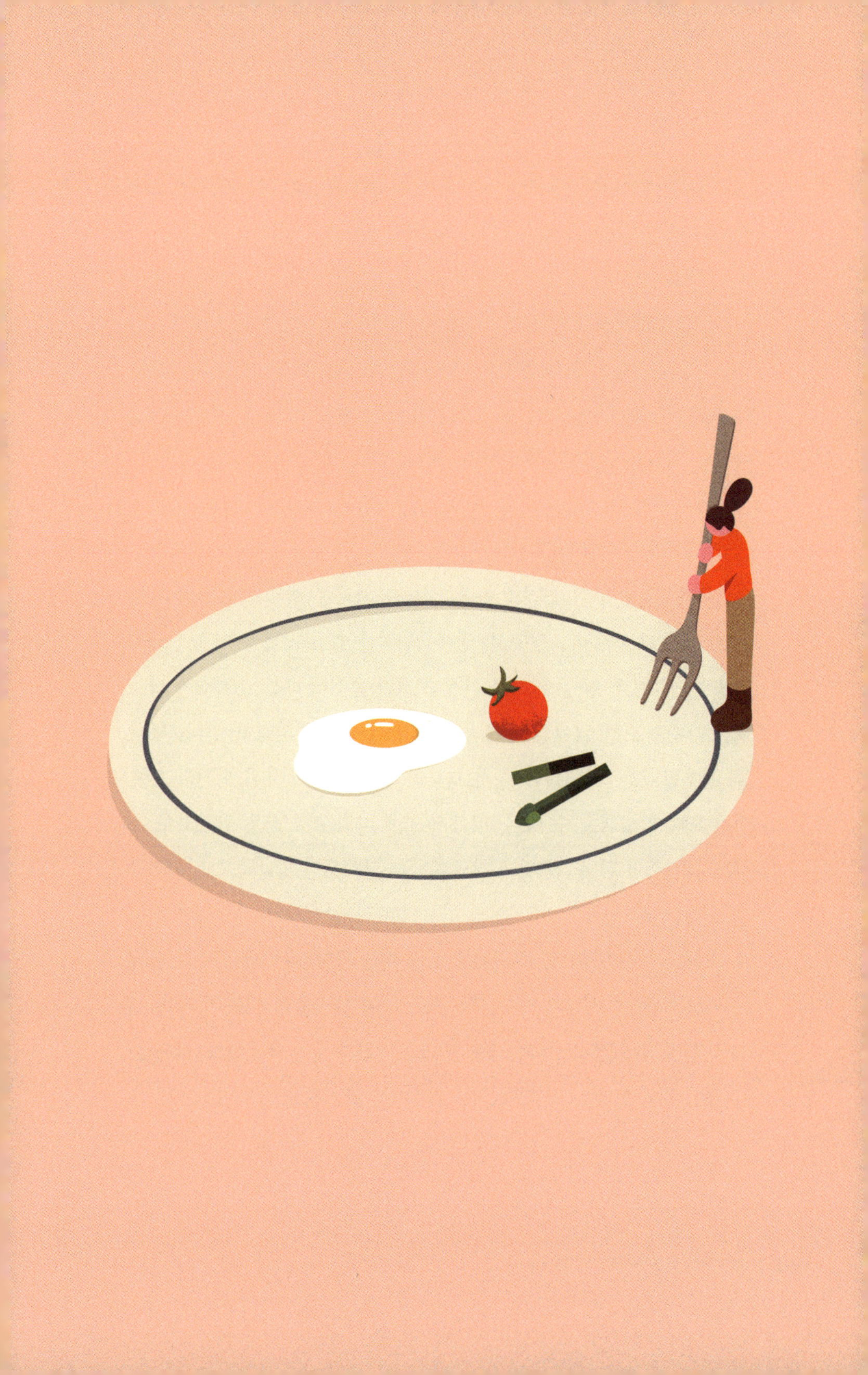

히 늘기 전까지는 간식을 통해 부족한 영양을 보충하도록 한다. 일반적으로 수술 후 1년이 지나면 수술 전과 비슷한 정도의 식사량으로 회복할 수 있으므로, 조급해하지 말고 천천히 식사를 늘리도록 한다.

균형 잡힌 식사를 한다

수술 후 빠른 회복을 위해서는 음식을 골고루 먹는 것이 중요하다. 퇴원 후에는 흰죽보다는 소고기채소죽, 전복죽, 닭죽, 게살죽처럼 다양한 재료가 들어간 영양죽을 반찬과 함께 먹도록 한다.

부드러운 음식을 먹는다

수술 후 손상된 조직의 빠른 재생을 위해 단백질을 섭취해야 하는데, 달걀찜, 연두부, 순두부, 생선조림이나 찜 요리를 하면 부드럽게 먹을 수 있다. 위 운동 저하로 거칠고 질긴 음식에 대한 소화력이 감소되었으니 채소는 식이섬유 함량이 낮은 것을 선택하도록 한다. 무나물, 애호박나물, 엽채류는 줄기보다 잎 부분을 이용하며 찌거나 삶으면 부드럽게 섭취할 수 있다. 회복 정도에 따라 부드러운 생채소도 소량씩 섭취하면 된다. 첫 외래 진료까지는 흰죽이나 영양죽으로 섭취하고, 밥은 외래 진료 후 주치의의 지시에 따라 진밥부터 시작하여 적응과 회복 정도에 따라 밥의 되기를 조절하면 된다. 과일의 경우 초반에는 껍질과 씨는 제거하고 과육 위주로 하여 아기들이 먹듯이 작은 크기로 잘라 먹으면 조금 더 편할 수 있다. 질기거나 딱딱한 음식은 이로 씹는 것에 한계가 있기 때문에 초반에는 조심하는 것이 좋겠다.

자극적인 음식은 피한다

자극적인 음식은 약해진 위 점막이나 수술 부위 상처를 자극할 수 있으므로 피하는 것이 좋다. 김치는 초기에는 물김치나 백김치를 활용하고 적응 정도에 따라 고춧가루의 양을 늘려서 먹어 보면 된다. 꼭 수술 후가 아니더라고 자극적인 음식은 소화관에 자극을 주니 식습관 개선을 위해서라도 지나치게 자극적인 음식은 피하는 것이 필요하겠다.

민간요법은 쓰지 않는다

과학적으로 검증되지 않은 민간요법과 건강 보조 식품(인삼, 홍삼, 녹용, 한약 등)은 간에 부담을 주어 오히려 역효과를 나타낼 수 있다. 암에 효과가 있다고 알려진 건강 보조 식품도 있으나 그 안전성과 효과는 과학적으로 충분히 입증되지 않았다. 따라서 무분별한 섭취는 피하는 것이 좋다.

육수와 죽 만들기

육수 만들기

죽을 끓일 때 육수를 사용하면 풍미가 더해져 죽의 맛이 좋아진다. 그런데 매번 육수를 만드는 것이 쉽지 않으니, 미리 만들어서 소량씩 용기나 일회용 팩에 담아 냉동한 후 필요할 때 사용하면 좋다.

• **소고기 육수**

소고기는 핏물을 제대로 제거하지 않으면 누린내의 원인이 될 수 있으니, 찬물에 약 30~60분 동안 담가 핏물을 제거해야 한다. 이때 핏물의 농도가 진해지면 중간에 물을 갈아 주는 것이 좋다. 하지만 너무 오래 담가 두면 고기의 감칠맛이 빠질 수 있으므로 시간 조절에 유의해야 한다. 핏물을 뺀 소고기는 냄새 제거를 위해 통후추, 양파, 대파 등을 넣고 끓이는데 이때 위로 떠오르는 불순물은 제거해 주는 것이 깔끔한 맛을 내는 데 도움이 된다.

• **닭고기 육수**

닭은 잘 씻어서 불순물을 제거한다. 깔끔한 맛을 위해 껍질과 기름, 내장 부위는 제거한다. 월계수, 통후추, 대파, 마늘, 양파 등을 넣고 끓인 후 더 깔끔한 맛을 원하면 면보에 육수를 한 번 걸러도 좋다.

• **다시마, 멸치 육수**

멸치는 내장을 제거한 뒤, 전자레인지에 잠시 돌리거나 기름 없이 살짝 팬에 볶아 주면 비린내를 줄일 수 있다. 다시마는 표면에 묻은 먼지를 닦은 후 사용한다. 국물을 낼 때 찬물에 다시마와 멸치를 함께 넣고 끓이기 시작한다. 단, 다시마는 오래 끓이면 점성이 생기고 떫은 맛이 날 수 있으니, 너무 오래 끓이지 않도록 한다. 멸치도 너무 오래 끓이면 비린내가 강해질 수 있으니 적절한 시간 안에 건져야 국물 맛이 깔끔할 수 있다.

요즘은 한 포로 쉽게 육수를 내는 제품도 많으니 시간이 부족할 경우 이를 적절히 활용해도 좋다.

죽 끓이기

쌀은 여름에는 20~30분, 겨울에는 30~60분 정도 불려 놓는다.

쌀의 6배 정도의 물이 필요하나 회복 정도 또는 기호에 따라 물 양은 조절하면 된다. 죽에 넣고 싶은 부재료를 참기름, 들기름 등에 볶은 후 불린 쌀도 같이 볶고, 위에서 만든 육수를 넣고 끓이면 된다. 냄

[쌀밥을 먹게 될 때의 식단]

끼니	1일	2일	3일	4일	5일	6일	7일
아침	쌀밥 달걀찜 애호박나물 물김치	쌀밥 소고기장조림 얼갈이나물 물김치	쌀밥 갈치구이 죽순볶음 물김치	쌀밥 굴소스 돼지고기볶음 양상추샐러드 물김치	쌀밥 두부전 청경채찜 물김치	쌀밥 연어구이 시금치나물 물김치	쌀밥 불고기 숙주나물 물김치
간식	감자수프	소고기채소죽	브로콜리수프	잣죽	양송이수프	닭죽	양파수프
점심	쌀밥 함박스테이크 콜리플라워찜 김치	쌀밥 스크램블에그 브로콜리무침 김치	쌀밥 고기만두 삼색파프리카 볶음 김치	쌀밥 동태전 배추나물 김치	쌀밥 닭간장볶음 가쓰오부시 무조림 김치	쌀밥 연두부찜 호박전 김치	쌀밥 조기찜 당근감자볶음 김치
간식	카스테라	프렌치토스트	감자 샐러드빵과 두유	시리얼과 우유	단호박 우유 셰이크	당근머핀	밤빵
저녁	쌀밥 두부구이 오이볶음 김치	쌀밥 고등어구이 느타리버섯 볶음 김치	쌀밥 사태찜 무나물 김치	쌀밥 달걀말이 양송이구이 김치	쌀밥 다진새우전 토마토소스 가지구이 김치	쌀밥 목살수육 양배추찜 김치	쌀밥 메추리알 장조림 어린잎상추 무침 김치
간식	블루베리 요거트	과일카나페 (크래커, 치즈, 과일 얹어서)	사과비트주스	과일꼬치 (참외, 배, 복숭아)	수박화채	제철 과일과 큐브치즈	망고스무디

※ 회복 정도에 따라 밥의 질기, 매운 맛 등을 조절한다.

※ 파프리카 껍질 벗기는 방법: 속을 제거한 파프리카를 전자레인지용 찜기에 물을 약간 넣고 찌거나 끓는 물에 넣어 익힌다. 익은 파프리카를 찬물에 헹군 후 벗기면 껍질이 쉽게 벗겨진다.

비에 눌어붙지 않도록 잘 저어 주되 너무 자주 저으면 쌀알이 으깨지니 적당하게 저어야 한다. 끓이는 중 소금 간을 하면 죽이 풀어질 수 있으니 먹기 전에 따로 해도 좋다.

항암 치료 중 영양 관리

위암 치료에 더 좋은 음식이 있을까? 특정한 음식이 치료를 해 주는 것처럼 주장할 뿐이지 과학적으로 입증된 것은 아쉽지만 아직 없다.

항암 치료를 잘 견디기 위해서는 좋은 영양 상태를 유지해야 하는데 이를 위한 기적의 영양소나 식품은 없다. 그런 식품만, 음식만을 찾고 있는 것이라면 시간과 경제적인 손실만 가져올 수 있다. 영양적으로 균형 잡힌 식사를 통해 필요한 영양소를 충분히 먹는 것이 중요하다.

적절한 섭취량을 유지한다

식욕 저하와 치료의 부작용으로 섭취량이 줄어 체중 감소로 이어지는 경우가 많다.

체중 감소는 체력 저하와 함께 면역력 감소 등을 초래하여 항암 치료를 더욱 힘들게 하므로 지속적으로 체중이 감소하면 섭취량을 증가시키는 방법을 찾아야 한다.

- 세끼의 식사 외 간식을 활용하여 섭취 횟수를 늘린다.

- 여러 가지 식품군의 재료를 골고루 사용하는 일품요리를 이용한다(비빔밥, 볶음밥, 덮밥류 등).
- 치즈, 버터, 견과류, 영양 보충 음료 등 영양 밀도 높은 간식을 먹는다.
- 가까운 곳에 음식이 보이도록 준비하여 쉽게 먹을 수 있도록 한다.
- 국물이나 물을 많이 섭취하면 포만감이 생기니 식사 시에는 수분 섭취를 최소한으로 한다.

단백질을 충분히 섭취한다

항암 치료 중 정상 세포의 원활한 재생과 면역력 증가를 위해서는 단백질 섭취가 중요하다. 단백질이 풍부한 식품으로는 육류, 생선 및 해산물, 알류, 콩류, 치즈 그리고 유제품이 있다. 다만 항암 치료 중에는 미각의 변화로 인해 단백질 섭취가 어려울 수 있으니 아래에 소개한 다양한 방법을 참고하여 더욱 맛있고 쉽게 단백질을 보충하도록 한다.

단백질 음식을 먹을 때 주의할 점

- 사골국물만 섭취하는 것은 단백질 보충에 도움이 되지 않는다. 사골국물에는 주로 지방, 무기질, 비타민 등이 포함되어 있어 단백질을 충분히 섭취하려면 국물보다는 고기 자체를 먹는 것이 중요하다.
- 불에 직접 굽거나 훈제한 음식은 조리 과정에서 발암물질이 생길 수 있으므로 가능한 한 피하는 것이 좋다.
- 면역력이 저하된 상태에서는 감염의 위험이 높아지니, 날것(회, 날달걀, 덜 익은 고기 등)의 섭취는 되도록 삼가는 것이 좋다.

육류 조리 시 누린내를 잡는 방법

- 과즙(배/키위), 알코올(포도주, 맛술), 파, 마늘, 생강, 된장, 쌀뜨물에 재운다.
- 조리 전에 고기를 찬물에 담근다.
- 육류를 한 번 끓인 물을 버리고 다시 새 물에 조리한다.
- 기름기 많은 부위에서 특유의 누린내가 나니 가급적 떼어 낸다.
- 냉동고기는 천천히 해동한다.

단백질을 섭취할 수 있는 음식들

<table>
<tr><td rowspan="3">육류</td><td>주식</td><td>삼계죽, 닭고기샌드위치, 초계탕, 간 고기 얹은 돌솥비빔밥, 고기 듬뿍 카레, 오리불고기</td></tr>
<tr><td>반찬</td><td>깻잎고기전, 함박스테이크, 완자전, 불고기샐러드, 궁중떡볶이, 고기만두</td></tr>
<tr><td>간식</td><td>미트파이, 닭꼬치</td></tr>
<tr><td rowspan="3">생선 및 해산물</td><td>주식</td><td>꼬막비빔밥, 전복죽, 가자미오차즈케, 굴짬뽕, 연어유부초밥</td></tr>
<tr><td>반찬</td><td>추어탕, 유산슬, 팔보채, 해물부추전, 크림새우</td></tr>
<tr><td>간식</td><td>문어오꼬노미야끼, 어묵, 참치카나페</td></tr>
<tr><td rowspan="3">알류</td><td>주식</td><td>달걀볶음밥, 가쓰오부시달걀양파덮밥, 카르보나라, 달걀샌드위치</td></tr>
<tr><td>반찬</td><td>달걀오믈렛, 양배추달걀볶음, 에그샐러드, 메추리알장조림</td></tr>
<tr><td>간식</td><td>에그타르트, 달걀빵</td></tr>
<tr><td rowspan="3">콩류</td><td>주식</td><td>콩밥, 콩국수, 두부면해물볶음, 강된장비빔밥</td></tr>
<tr><td>반찬</td><td>순두부찌개, 두부강정, 두부전, 낫또, 마파두부, 두부김치</td></tr>
<tr><td>간식</td><td>볶은 서리태</td></tr>
<tr><td rowspan="3">치즈</td><td>주식</td><td>치즈야채피자빵, 치즈스파게티</td></tr>
<tr><td>반찬</td><td>치즈달걀말이, 리코타치즈샐러드</td></tr>
<tr><td>간식</td><td>스틱치즈, 치즈고구마구이, 치즈모듬플래터</td></tr>
<tr><td rowspan="3">유제품</td><td>주식</td><td>두유소스스파게티, 우유 넣은 시리얼, 양송이크림수프</td></tr>
<tr><td>반찬</td><td>요플레드레싱샐러드, 두유들깨소스 브로콜리무침</td></tr>
<tr><td>간식</td><td>우유/두유에 미숫가루나 녹차 넣은 라떼, 과일과 견과류 올린 요거트볼,
우유나 요거트에 과일을 갈아 넣은 스무디(망고, 블루베리, 딸기 등)</td></tr>
</table>

신선한 채소와 과일을 다양하게 섭취한다

채소와 과일에는 인체의 영양소 대사와 생리 활성을 돕는 비타민과 무기질의 함량이 높다. 채소 찬은 매끼 2가지 이상 충분히 섭취하고, 과일류는 제철 과일로 하루 1~2번 이상, 깨끗이 씻어서 먹는다. 항암에 좋은 특정한 채소나 과일은 없으니 제철 채소와 과일을 이용하여 다양하게 선택하도록 한다.

조리 시 적절한 양념을 사용한다

과도한 소금의 섭취는 좋지 않으나 그 반대로 불필요한 저염식 역시 입맛을 떨어뜨려 섭취를 감소시킬 수 있다. 치료 중에는 지나치지 않는 범위 내에서 양념을 적절하게 사용하여 식사가 충분히 이루어지도록 하는 것이 중요하다. 식물성 기름 역시 적절하게 활용하면 섭취량이 부족할 경우 열량 보충에 도움이 된다.

치료 종료 후의 영양 관리

암은 치료가 끝났다고 해도 재발의 위험이 있으므로 재발을 예방하기 위해 좋은 식습관을 유지하는 것이 매우 중요하다. 항암 치료 기간에는 고단백, 고열량 식사가 필요하지만 치료가 끝난 후에는 건강한 체중을 유지하고, 활동량을 고려한 적절한 식사량과 건강한 식습관을 유지해야 한다. 항암에 도움이 되는 식품은 있을 수 있어도 절대적으

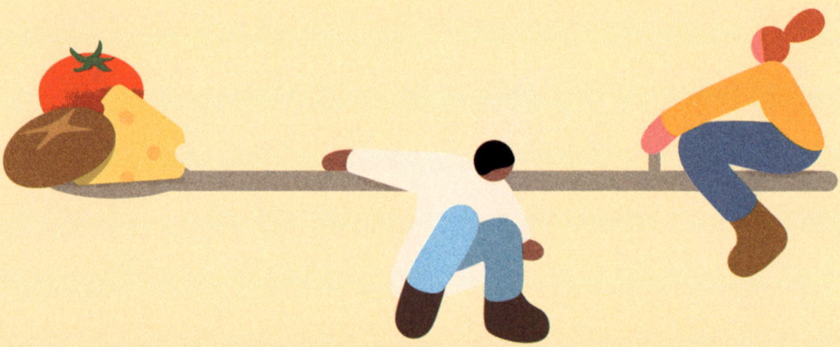

로 암을 막아 주는 식품은 없으니 다양한 식품을 골고루 먹도록 한다.

식사와 관련된 위암 유발 요인

- 체지방
- 염분 함량이 높은 음식
- 질산염 화합물: 가공육류, 훈제식품
- 불에 태운 음식
- 음주

표준 체중을 유지하며 건강 균형식을 실천한다

특정 음식에 의지하거나 영양소가 다 들어 있다고 하는 건강 보조 식품 위주로 먹는다고 건강을 유지하는 것은 아니다. '로마는 하루아침에 이루어지지 않는다'라는 속담이 있듯이 꾸준하게 균형식을 실천해 나아가는 것이 중요하다.

어느 정도 체중이 늘고 일상생활을 할 수 있으면 활동량에 맞추어 식사량을 조절하는 것이 좋다.

표준체중

남자	표준체중(kg)=키(m)X키(m)X**22**	표준체중은 나의 키를 미터로 환산한 후 남자는 22, 여자는 21을 곱하면 된다. 표준체중 대비 10% 내외 범위에 있다면 일반적으로 적절한 체중이라 할 수 있겠다.
여자	표준체중(kg)=키(m)X키(m)X**21**	

균형 잡힌 영양 섭취란 밥, 국수, 빵 등 곡류를 기본으로 매 끼마

다 단백질 반찬 1~2종류, 다양한 채소 찬 2종류 이상, 간식으로 하루에 한 번 정도 우유 및 유제품(과체중인 경우는 저지방 제품)과 하루 1~2회 정도 제철 과일을 섭취하는 것이다.

지방 섭취를 줄인다

과도한 지방 섭취는 체중 증가로 이어질 수 있으므로 조리할 때는 튀기거나 볶기보다는 찌거나 굽는 조리 방법을 선택하고 식물성 기름(옥수수기름, 올리브유, 참기름, 들기름 등)을 적절히 사용한다.

필수 지방산이 풍부한 견과류도 지방 함량이 많으므로 과잉 섭취는 피한다. 하루 1~2회, 1회 섭취량은 호두 1~2개, 땅콩 10~12알 정도가 적당하다.

음식의 간은 싱겁게 한다

염장식품이나 소금의 함량이 높은 식품은 위염을 유발하거나 위점막을 손상시켜 위암 발생을 증가시키는 요인이다.

[소금의 섭취를 줄이는 방법]

- 조림 대신 구이, 볶음 등의 조리법을 사용한다.
- 식재료에 직접 간을 하지 말고 따로 소스나 장류를 준비하여 찍어 먹는다.
- 식초, 레몬, 라임과 같은 신맛을 충분히 사용한다.
- 칼칼한 맛을 내는 파, 마늘, 양파, 생강, 고춧가루, 후춧가루, 레드페퍼, 청양고추, 고추냉이, 페페론치노, 칠리파우더 등을 활용한다.

가공식품 섭취는 줄이고 자연식품 위주로 섭취한다

가공식품에는 각종 첨가물이 많이 함유되어 있고, 나트륨, 당분, 지방 함량도 자연식품보다 높으므로 가공식품이나 패스트푸드의 섭취는 가급적 줄이고 자연식품 위주의 식단을 구성한다.

가공육(소시지, 햄, 베이컨, 페퍼로니 등)에 들어가는 아질산염은 보존제나 발색제로 사용하는데 아질산염은 육류인 단백질과 만나 발암물질인 니트로사민을 발생시킨다.

탄 음식을 피한다

고기를 구울 때 기름이 불에 떨어지면서 발암물질로 알려진 다환방향족 탄화수소가 생성되어 음식 표면에 달라붙게 된다. 따라서 연탄구이, 숯불구이와 같은 직화구이로 구운 고기에서 검게 탄 부위는 섭취를 피하고, 수육이나 보쌈처럼 삶거나 끓여서 먹는다.

신선한 채소와 과일, 잡곡을 매일 섭취한다

잡곡, 채소와 과일에는 비타민, 무기질, 식이섬유가 풍부하다. 채소와 과일은 색깔별로 다른 영양성분이 들어 있으니 빨강, 노랑, 초록, 보라, 하양의 다양한 색깔로 하루 적어도 5회 이상(400g 이상) 섭취하는 것이 좋다. 소금, 설탕에 절이거나 가공 처리된 것보다는 제철의 신선한 채소와 과일을 이용하는 것이 좋다.

[채소 깨끗이 씻는 법]

농촌진흥청의 연구에 따르면, 쌈채소는 흐르는 물보다 물을 받아서 씻는 것이 물 절약에 도움이 되고, 잔류 농약 제거 효과도 높인다고 한다. 따라서 약 3회 정도 반복해서 씻도록 한다. 여러 개의 잎으로 쌓인 양상추나 양배추의 경우 외피 한 장을 떼어서 버리고 나머지는 한 장씩 씻으면 된다.

[암 치료 종료 후 식단]

끼니	1일	2일	3일	4일	5일	6일	7일
아침	보리밥 떡갈비 느타리버섯 볶음 양상추샐러드	현미밥 가자미조림 깻잎찜 견과류샐러드	오곡밥 멸치볶음 연근조림 사과샐러드	콩밥 장조림 오이생채 병아리콩 샐러드	귀리밥 달걀프라이 표고버섯 나물 아보카도 샐러드	조수수밥 레몬새우구이 도라지생채 단호박샐러드	프렌치토스트 토마토샐러드
점심	보리밥 시금치된장국 닭가슴살 구이 더덕구이	흑미밥 닭곰탕 꼬막무침 부추전	팥밥 콩가루배추국 오징어볶음 감자양파 볶음	현미보리밥 된장국 새우홍합무침 브로콜리 초고추장무침	오곡밥 재첩국 치킨스테이크 피망볶음	찰수수밥 완자탕 굴전 가지어향	차조밥 들깨곰탕 고등어조림 시래기볶음
저녁	마파두부덮밥 양파절임	쌀국수 월남쌈	연어스테이크 아스파라거스 당근구이	고기채소 듬뿍 카레라이스 무순미소국	도토리묵 비빔밥 전복구이	추어탕 오이고추 된장무침	돼지고기 김치찜 무쌈말이

끼니	8일	9일	10일	11일	12일	13일	14일
아침	호밀빵 샌드위치 파프리카 샐러드	현미밥 돼지고기볶음 미나리생채 통마늘샐러드	오곡밥 고기잡채 무생채 미니양배추 샐러드	콩밥 메추리알 장조림 머위들깨무침 통곡물샐러드	귀리밥 두부구이 참나물무침 치커리샐러드	조수수밥 오리불고기 새송이버섯찜 블루베리 샐러드	잡곡밥 달걀말이 실곤약무침 리코타치즈 샐러드
점심	현미밥 콩나물국 쭈꾸미볶음 고사리나물	콩밥 미역국 불고기 모듬쌈	귀리밥 육개장 병어구이 채소전	잡곡밥 건새우아욱국 두부깐풍기 부추무침	수수밥 유부쑥갓국 삼치구이 다시마무침	오곡밥 콩비지찌개 코다리조림 호박잎+쌈장	흑미밥 순두부찌개 꽁치구이 김구이+ 달래양념장
저녁	오이 듬뿍 콩국수 열무김치	연포탕 풋고추무침	소고기 샤브샤브 꽈리고추찜	해산물토마토 스파게티 양배추피클	모듬버섯전골 마늘닭구이	찜닭 매콤마늘쫑 무침	오믈렛 김치국

12

위암 수술 후 권장되는 운동법

전용관 연세대학교 스포츠응용산업학과 교수

이태호 연세대학교 스포츠응용산업학과 연구원

위암 수술은 환자의 생명을 구하는 결정적인 치료이다. 그러나 수술 자체가 환자의 몸에 큰 부담을 남긴다. 위는 단순히 음식이 머무는 공간이 아니라 소화와 흡수, 호르몬 분비, 대사 조절에 깊이 관여하는 장기이다. 위의 일부 혹은 전부를 절제하면 음식 섭취량이 줄고, 영양분이 제대로 흡수되지 못하며, 몸의 대사 균형이 무너진다. 그 결과, 수술을 받은 많은 환자가 체중 감소, 근육 소실, 극심한 피로감, 장운동 지연을 경험하게 된다.

수술 후에 왜 운동이 필요한가?

수술 직후의 신체는 외부의 큰 자극을 받아 면역체계가 흔들리고, 근육이 빠른 속도로 줄어든다. 실제로 암 환자의 30% 이상이 수술 후 몇 달 안에 근육 감소증(Sarcopenia)을 겪는 것으로 알려져 있다. 근육이 줄어들면 단순히 체력이 약해지는 것을 넘어, 감염 위험이 커지고, 합병증 발생률이 증가하며, 회복이 늦어진다. 더 나아가 항암 치료나 방사선 치료를 이어서 받아야 할 경우, 체력이 부족해 치료를 제때 받지 못하거나 중단하게 될 가능성도 커진다.

많은 환자와 보호자가 수술 직후 '무조건 쉬는 것이 회복에 도움이 된다'고 생각한다. 하지만 임상적으로는 그 반대의 결과가 더 자주 관찰된다. 지나친 안정은 오히려 근육 손실을 가속화하고, 폐렴이나 혈전 같은 합병증 위험을 증가시킨다. 침대에 오래 누워 있는 시간이 길어질수록 장운동 회복도 지연되고, 전신 회복 속도 역시 떨어진다.

이런 상황에서 운동은 단순한 선택이 아니라 회복을 촉진하는 가장 강력한 도구이다. 가벼운 움직임이라도 시작하면 혈액 순환이 개선되고, 근육 손실이 늦춰지며, 장운동이 빠르게 회복된다. 예를 들어, 수술 후 발목을 까딱거리거나 침대에서 상체를 살짝 일으키는 작은 동작만으로도 혈액 순환이 활성화되고 폐 기능이 개선되어 합병증 발생 위험을 낮출 수 있다. 걸음 수가 늘어나면 장운동이 빨라지고, 가벼운 근력 운동이 근육 보존을 돕는다.

운동은 또한 심리적인 측면에서도 필수적이다. 수술 후 환자는

'내 몸이 예전 같지 않다'는 상실감과 불안을 경험하기 쉽다. 침대에만 누워 있다 보면 자신감이 떨어지고, 우울감이 심해진다. 그러나 운동을 시작하면 비록 작은 변화일지라도 환자 스스로 '내가 회복하고 있다'고 체감할 수 있다. 이는 곧 심리적 안정과 긍정적 태도로 이어져 회복 의지를 강화한다.

즉, 수술 후 회복을 위한 핵심 요소는 단순한 시간의 흐름이 아니라 적극적인 신체 활동이다. 운동은 회복을 앞당기고, 합병증을 줄이며, 항암 치료를 이어갈 수 있는 체력을 지켜 준다. 더 나아가 환자의 자신감과 삶의 질을 회복시키는 가장 중요한 열쇠이다. 따라서 수술 직후부터 운동을 포함한 적극적인 회복 전략을 실천하는 것이 환자에게 있어 필수적이다.

운동은 실제로 어떤 변화를 일으키는가?

위암 수술 후 운동의 효과는 단순히 권장 수준에 머무르지 않는다. 여러 임상 연구들이 운동이 환자의 회복 과정에서 실질적이고 가시적인 차이를 만들어 낸다는 사실을 보여 준다.

가장 먼저 눈에 띄는 것은 장운동 회복 속도이다. 수술 후 장운동이 다시 시작되었다는 신호는 첫 방귀로 확인된다. 이는 환자와 의료진 모두가 기다리는 중요한 회복 지표이다. 운동을 한 환자는 평균 52시간 만에 장운동이 돌아왔지만, 운동을 하지 않은 환자는 평균 72시

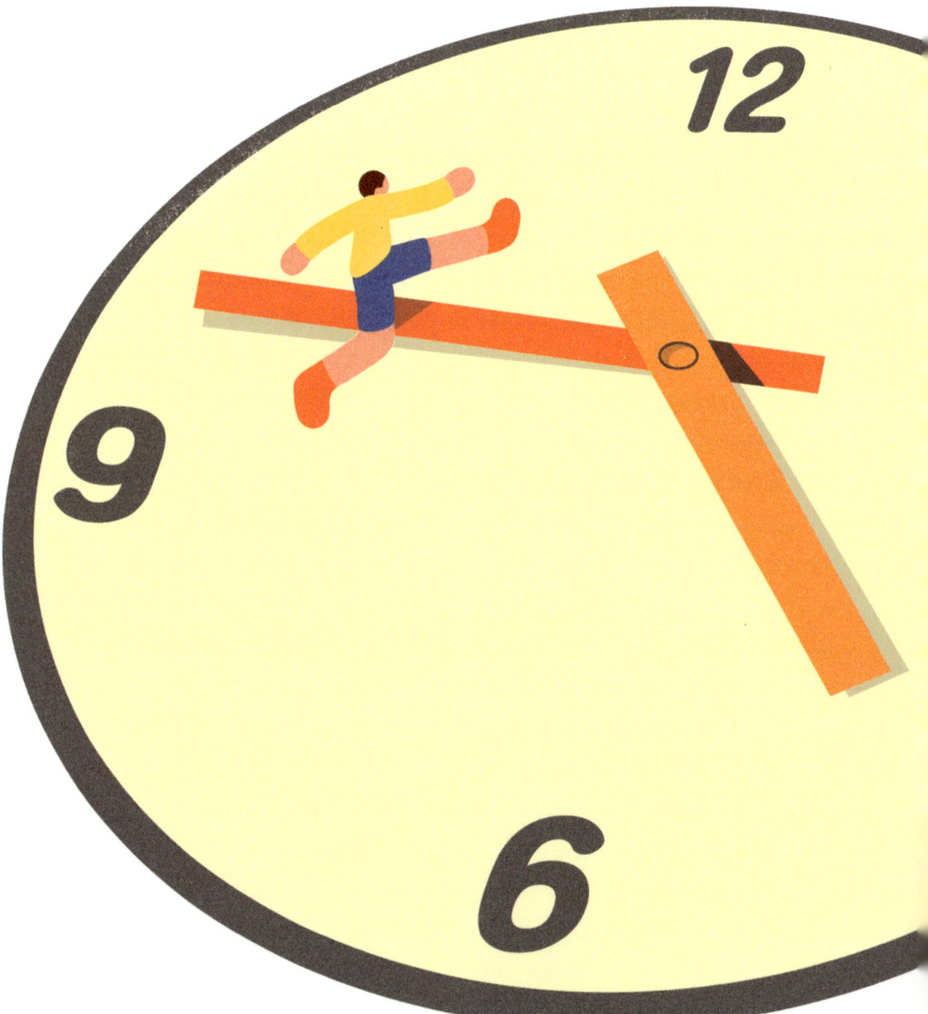
12
9
6

간이 걸렸다. 즉, 운동만으로 장운동이 하루 가까이 빨라진 것이다. 장운동이 빨라지면 환자는 복부 불편감이 줄고, 음식 섭취가 가능해지며, 전반적인 회복 속도가 빨라진다.

두 번째는 입원 기간 단축이다. 수술을 받은 환자는 하루라도 빨리 퇴원하여 집에서 회복하기를 바란다. 한 연구 결과, 운동을 한 환자가 평균 7.8일 만에 퇴원한 반면, 운동을 하지 않은 환자는 퇴원하는 데 9.9일이 걸렸다. 다른 연구에서도 운동을 한 환자는 평균 6일 만에 퇴원했으나 운동을 하지 않은 환자는 퇴원하는 데 6.5일이 걸렸다.

세 번째는 근육 보존 효과이다. 수술 후 안정 위주로 생활하면 근육이 빠르게 줄어든다. 특히 위 절제 수술 환자는 영양 섭취가 줄어들기 때문에 근 손실이 더욱 두드러진다. 하지만 운동을 한 환자는 근육량이 오히려 늘어났고, 운동을 하지 않은 환자는 근육이 줄어들었다. 이는 운동이 단순히 근육량 감소를 막는 수준을 넘어, 근육 합성을 촉진하여 신체 회복력을 높인다는 것을 보여 준다.

네 번째는 신체 기능 회복 속도이다. 운동을 한 환자의 절반 이상은 수술 후 3일째에 이미 수술 전 수준의 신체 기능을 회복했다. 그런데 운동을 하지 않은 환자는 5명 중 1명만이 이 시점에 회복을 경험했다. 수술한 지 4주가 지난 다음에는 운동을 한 환자의 80% 이상이 신체 기능을 회복했으나, 운동을 하지 않은 환자는 절반 수준에 머물렀다. 이러한 차이는 환자가 일상생활에 얼마나 빨리 복귀할 수 있는지를 결정하는 중요한 요소이다.

다섯 번째는 심리적 회복이다. 수술 후 환자가 가장 두려워하는 것은 '앞으로 예전처럼 생활할 수 있을까?'라는 불안이다. 한 연구에서는 환자의 '퇴원 준비도'를 점수로 측정했는데, 운동을 한 환자가 운동을 하지 않은 환자보다 평균 14점 더 높았다. 이는 환자들이 스스로 '혼자서 생활할 수 있겠다'는 자신감을 더 크게 얻었다는 의미이다. 운동은 단순히 체력을 회복시키는 수준을 넘어, 심리적 안정과 회복 의지를 강화한다.

마지막으로, 운동은 염증 반응 억제 효과를 보였다. 수술 후에는 몸이 자연스럽게 염증 반응을 일으키는데, 이 반응이 과하거나 오래 지속되면 회복이 더뎌지고 합병증 위험이 커진다. 운동을 한 환자들의 혈액 검사에서는 염증 수치가 더 낮게 나타났다. 이는 운동이 신체 내부의 회복 환경을 개선하여 전신 회복을 앞당긴다는 의미이다.

정리하자면, 운동은 위암 수술 후 환자에게 장운동 회복을 하루 이상 앞당기며, 입원 기간을 줄이며, 근육을 보존하고 심지어 증가시키며, 신체 기능과 자립 능력을 빠르게 회복시키며, 심리적 안정과 자신감을 높이며, 염증 반응을 줄이는 역할을 한다. 이러한 효과는 환자의 생존율과 삶의 질을 향상시키는 결정적 요인이다. 따라서 운동은 위암 수술 후 환자에게 단순히 권장되는 생활 습관이 아니라, 과학적으로 입증된 회복 전략이다.

수술 후 단계별 운동법

수술 직후(수술 당일)

수술 직후 환자는 대부분 침대에 누워 있는 시간이 많다. 하지만 이 시기에도 작은 움직임은 회복에 매우 중요한 역할을 한다. 목과 어깨, 손목, 발목을 천천히 움직이는 것만으로도 혈액 순환이 촉진되고 혈전 발생 위험이 줄어든다. 발목을 위아래로 까딱거리거나 원을 그리듯 돌리는 단순한 동작은 다리 정맥의 혈류를 원활히 하고, 호흡을 조금 더 깊게 만들어 폐 기능 회복에도 도움을 준다. 무릎을 가볍게 들어 올리거나 골반을 살짝 움직이는 동작은 복부에 큰 부담을 주지 않으면서도 하체 근육의 위축을 막아 준다. 이 시기의 운동은 짧고 단순하지만, 수술 후 회복의 첫걸음이 된다.

보행을 시작하는 시기(1일 ~퇴원 전)

수술 후 몇 시간이 지나 통증이 어느 정도 조절되면, 환자는 침대에 앉을 수 있으며 이후 보행을 시작할 수 있다. 처음에는 병실 복도를 따라 1~2분 정도 걷는 것으로 시작한다. 시간이 지나면서 걸을 수 있는 거리를 늘려 하루 20분에서 30분 정도 걷는 것을 목표로 한다. 걷기는 단순해 보이지만, 장운동을 촉진하고 폐 기능을 회복시키며, 환자에게 스스로 회복하고 있다는 자신감을 심어 준다. 보행 시기에는 걷기뿐만 아니라 깊은 호흡과 함께 '다리 옆으로 들기', '나비 자세', '벽 대고 숄더 프레스' 동작을 병행하면 균형 감각과 폐 기능 회복에 도움이 된다. 또한 하체 근력 운동을 함께 수행하는 것도 중요하다. '뒤꿈치 들기'를 통한 하체 운동으로 혈액 순환을 촉진하며, 의자를 활용하여 '의자 스쾃(Squat)', '앉아서 다리 펴기'와 같은 동작을 걷기와 함께 수행하면 수술 후 회복에 도움이 된다.

퇴원 후 회복기(4주까지)

퇴원 후에는 집에서 본격적인 회복이 이루어진다. 이 시기에는 매일 30분 이상 걷는 것을 기본 목표로 삼는다. 한 번에 30분을 걷기 힘들다면, 10분씩 세 번으로 나누어도 좋다. 중요한 것은 매일 꾸준히 몸을 움직이는 습관을 유지하는 것이다. 걷기에 익숙해지면 병동에서 했던 균형 운동과 근력 운동을 이어서 수행하며, 운동의 종류와 횟수를 조금씩 늘려 간다. 예를 들어, 벽에 기대어 팔굽혀펴기를 하거나, 가벼운 아령이나 생수병을 이용해 팔 근육을 단련할 수 있다. 이러한 균형 및 근력 운동은 한 번에 몰아서 하기보다 아침·점심·저녁으로 나누어 걷기와 병행하는 것을 권장한다. 예를 들어, 하루에 세 번, 각각 10분 정도씩 걷기와 간단한 운동을 반복하면 된다. 운동 내용이 동일하더라도 한 번에 많은 양을 수행하는 것보다 짧은 시간을 나누어 꾸준히 움직이는 것이 체력적인 부담을 줄이고 회복에 더 효과적이다. 또한 아침과 저녁에 가벼운 스트레칭으로 어깨, 허리, 복부 근육을 풀어 주면 수술 부위의 뻣뻣함을 예방할 수 있다.

점진적 강화 단계(4주 이후)

수술 후 한 달 정도가 지나면 환자의 회복 속도와 상태에 따라 운동 강도를 점차 높일 수 있다. 이 시기에는 하루 30분 이상의 유산소 운동과 주 2~3회의 근력 운동을 병행하는 것이 이상적이다. 평지를 걷는 것에서 시작하여 약간의 오르막길을 걷거나, 실내 자전거를 타는 것도 도움이 된다. 근력 운동은 덤벨이나 고무 밴드를 이용해 상체와 하체를 골고루 강화하는 방식으로 진행한다. 다만, 복부에 과도한 압력이 가해지는 운동은 피하는 것이 좋다. 꾸준히 운동을 이어가면 환자는 점차 수술 전 수준의 체력에 가까워지며, 일상생활과 사회활동에 복귀할 수 있다.

단계	운동 방법
수술 직후 (수술 당일)	목·어깨·손목·발목을 가볍게 움직인다. 발목과 무릎 들어 올리기, 골반 살짝 움직이기를 시행한다. 혈액 순환 촉진에 효과적이다.
보행을 시작하는 시기 (1일~퇴원 전)	병실 복도를 1~2분 걷기 시작해 점차 20~30분까지 늘린다. 걷기와 함께 균형 운동과 하체 근력 운동을 병행하되, 각 동작을 수행할 때는 깊은 호흡을 함께 하면 수술 후 낙상을 예방하고, 폐 기능과 근력 회복에 도움이 된다.
퇴원 후 회복기 (수술 후 4주까지)	매일 30분 이상 걷기를 목표로 한다. 10분씩 나누어 걸어도 된다. 벽에 기대어 팔굽혀펴기, 아령·생수병을 이용한 팔 운동, 의자에서 앉았다 일어나기 등의 근력 운동을 함께 한다. 아침·저녁 스트레칭을 병행한다.
점진적 강화 단계 (4주 이후)	하루 30분 이상의 유산소 운동과 주 2~3회 근력 운동을 병행한다. 평지 걷기에서 오르막 걷기, 실내 자전거로 확장한다. 덤벨이나 밴드를 이용해 상·하체를 강화하되 복부 압력이 큰 운동은 피한다.

운동은 치료의 일부다

많은 환자가 수술 후 '운동을 해도 될까?', '지금은 쉬는 것이 더 낫지 않을까?'라는 생각을 한다. 실제로 수술 직후에는 몸을 많이 움직이지 않는 것이 회복에 도움이 된다고 믿는 경우가 많다. 하지만 수술 이후 회복 과정에서 운동은 더 이상 선택적인 활동이 아니다. 운동은 치료와 동일한 가치가 있는 회복 전략이며, 반드시 포함되어야 하는 치료의 일부이다.

운동은 단순히 근육을 단련하는 활동이 아니라 수술 후 몸이 정상 기능을 되찾는 데 필요한 치료적 자극이다. 위 절제 후에는 음식 섭취량이 줄고 영양 흡수가 제한되면서 체중과 근육량이 빠르게 감소한다. 근육은 단순히 움직임을 위한 기관이 아니라 면역 반응, 호르몬 대사, 에너지 저장 등 인체 전반에 관여하는 중요한 조직이다. 따라서 근육이 줄어드는 것은 단순한 체력 저하가 아니라 회복력 자체가 떨어진다는 의미이며, 운동은 이 과정을 효과적으로 막아 낸다.

운동은 또한 환자가 예정된 치료를 이어갈 수 있도록 돕는다. 위암 환자에게 수술은 치료의 끝이 아니라 새로운 시작이다. 이후 항암 치료나 방사선 치료가 이어지는 경우, 이 과정에서 체력과 영양 상태는 치료 지속 여부를 좌우한다. 운동을 통해 체력이 유지되면 항암 치료를 제때 시작하고, 중도에 포기하지 않고 끝까지 이어갈 가능성이 커진다.

심리적인 측면에서도 운동은 치료의 일부이다. 수술을 받은 환자

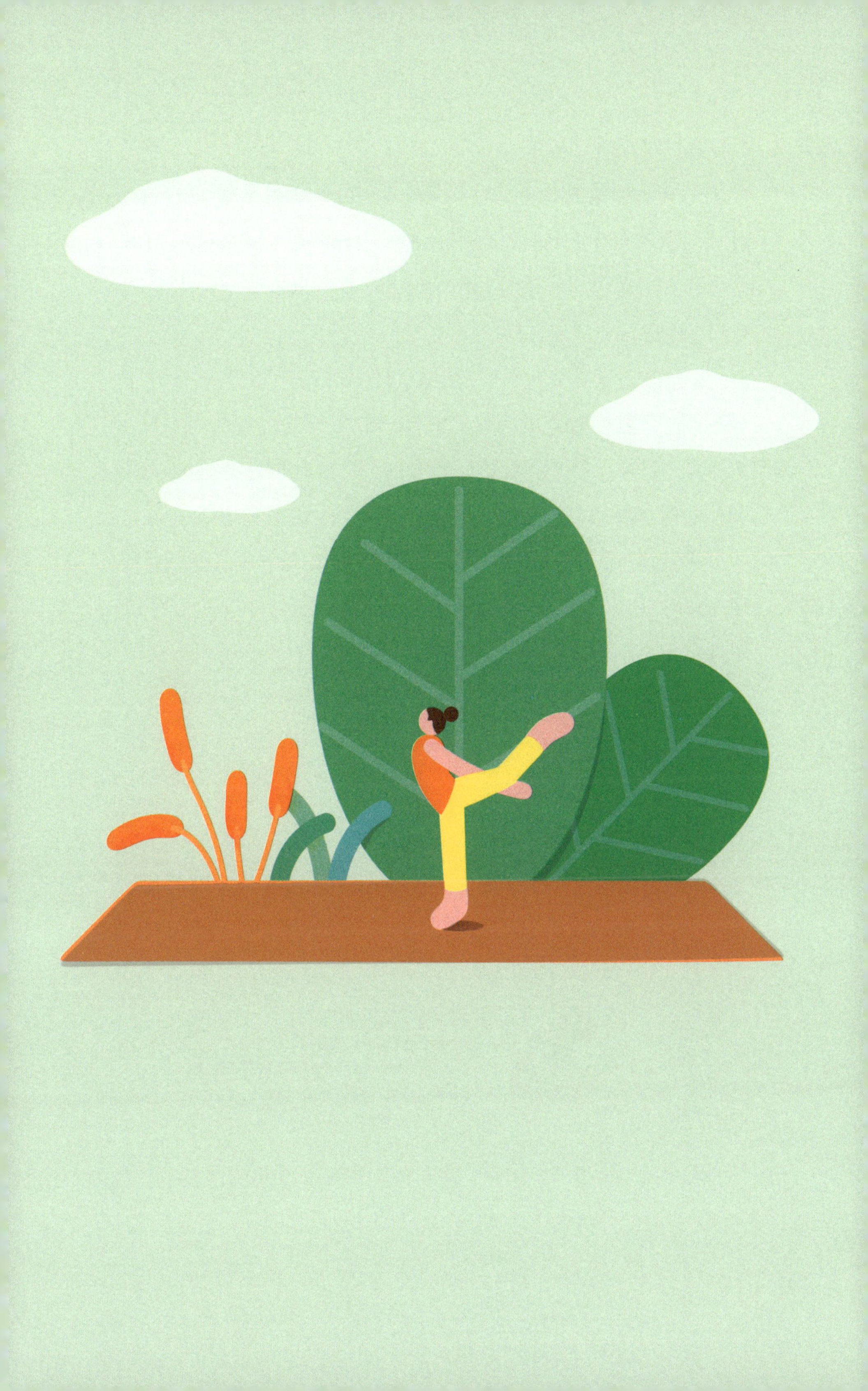

는 흔히 무력감과 불안을 느낀다. 그러나 짧은 시간이라도 걷고, 간단한 운동을 시작하면 스스로가 회복하고 있다는 확신을 얻는다. 이러한 경험은 자신감을 높이고, 치료를 이어 갈 동기를 강화한다. 실제로 운동을 꾸준히 실천한 환자들은 퇴원 시점에서 스스로 생활할 수 있다는 자신감이 훨씬 높았다.

운동은 신체 내부의 회복 환경을 개선하는 효과도 있다. 수술 후 몸은 자연스럽게 염증 반응을 일으키는데, 이 염증이 오래 지속되면 회복이 지연되고 합병증 위험이 커진다. 꾸준한 운동은 전신 염증 반응을 줄여 회복 속도를 높이고, 합병증 발생 가능성을 줄인다.

이처럼 운동은 수술 후 회복 속도를 높이고, 항암 치료를 지탱하며, 심리적 안정과 자신감을 회복하게 하고, 합병증 위험을 줄이는 다면적인 효과를 가진다. 따라서 운동은 더 이상 부가적 활동이 아니라, 수술·약물·영양과 함께 반드시 포함되어야 하는 치료의 일부이다.

위암 수술 후 권장되는 운동법

1단계: 수술 직후 할 수 있는 운동

목 스트레칭	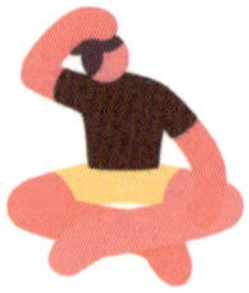	● 바른 자세로 정면을 본다. ● 한 손으로 머리 옆을 잡고, 귀가 어깨 쪽으로 가까워지도록 천천히 당기면서 호흡을 내쉰다. ● 반대쪽도 동일하게 실시한다.

어깨	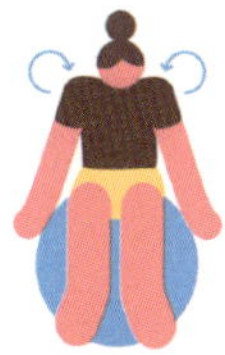	● 바른 자세로 정면을 본다. ● 양쪽 어깨를 귀 쪽으로 천천히 끌어올린다. ● 어깨를 앞 → 위 → 뒤 → 아래 순서로 크게 원을 그리듯 움직인다. ● 양쪽 날개뼈가 뒤에서 모이는 느낌으로 움직인다.
손목 스트레칭	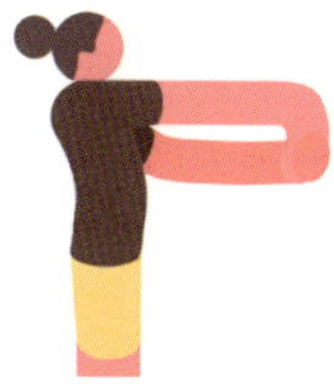	● 팔꿈치를 곧게 펴고 손바닥이 바깥을 향하도록 앞으로 뻗는다. ● 반대 손으로 손바닥을 잡아 몸 쪽으로 천천히 당겨 손목 앞쪽을 늘려 준다. ● 같은 방법으로 손등을 잡아 몸 쪽으로 당겨 손목 뒷면을 늘려 준다.
발목 스트레칭	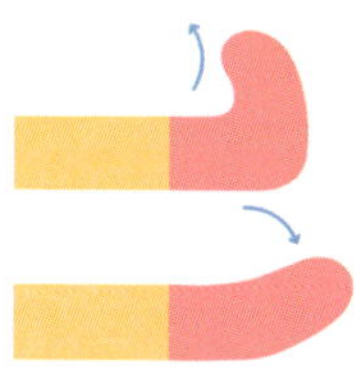	● 발끝을 몸 바깥쪽으로 길게 밀어내듯이 뻗는다(발끝 밀기). ● 이후 발끝을 몸 쪽으로 당겨 발목과 종아리 뒤쪽이 늘어나는 느낌을 만든다(발끝 당기기). ● 밀기와 당기기를 천천히 반복한다.

2단계: 보행 시작 시기 운동

엎드려 기도자세	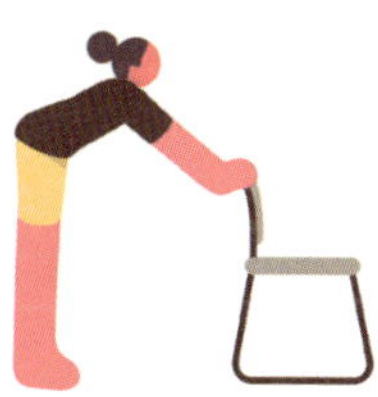	● 두 발을 어깨너비로 벌리고 선다. ● 호흡을 내쉬면서 상체를 천천히 앞으로 숙이고, 동시에 양팔을 앞으로 뻗는다 ● 손은 벽, 탁자 위에 가볍게 올려 지지한다. ● 척추를 곧게 펴고, 어깨와 등이 길게 늘어나는 느낌으로 유지한다.
복부 스트레칭	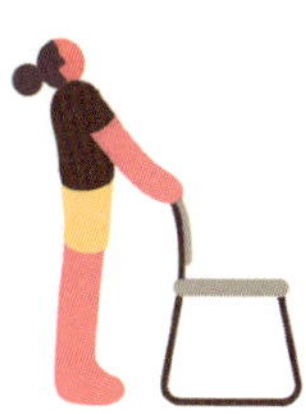	● 정면을 보고 서서 손을 벽에 댄다(의자를 이용해도 가능). ● 손바닥으로 벽을 살짝 밀어 준다. 호흡을 내쉬면서 가슴을 앞으로 내밀며 상체를 천천히 들어 올려 복부 앞쪽이 늘어나는 느낌을 만든다. ● 목에 긴장이 가지 않도록 시선은 자연스럽게 위로 향한다.

<table>
<tr><td>나비 자세</td><td>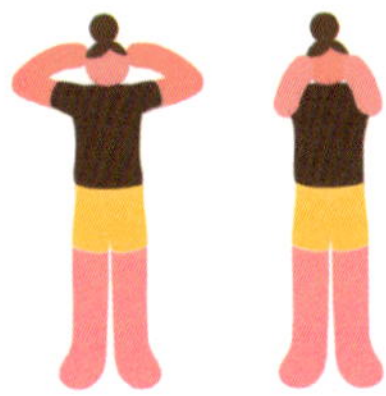</td><td>● 벽에 어깨와 엉덩이를 붙이고 바르게 선다. 가슴을 편 상태에서 양손을 머리 옆에 두고, 호흡을 내쉬며 팔꿈치를 넓게 벌린다.
● 이후 팔꿈치를 벽 쪽으로 살짝 밀었다가 다시 얼굴 앞쪽으로 모은다.</td></tr>
<tr><td>벽 대고
숄더 프레스</td><td>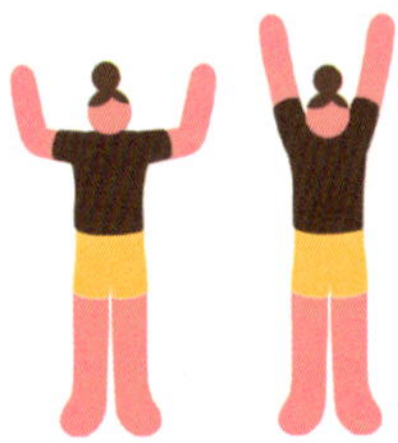</td><td>● 벽에 등을 붙이고 바르게 선다. 팔꿈치를 90도로 굽혀 양팔을 'W' 자 모양으로 만든다.
● 가슴을 펴고, 팔꿈치와 손등이 벽 쪽으로 닿도록 살짝 눌러 준다.
● 호흡을 내쉬며 팔을 위쪽으로 천천히 올려 'Y' 자 모양이 되도록 하고, 다시 시작 자세로 내린다.</td></tr>
<tr><td>뒤꿈치 들기</td><td>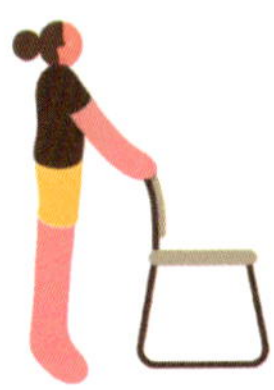</td><td>● 벽이나 의자 앞에 서서 균형을 잡는다.
● 발은 어깨너비로 벌리고, 발끝은 정면을 향하게 한다.
● 호흡을 내쉬면서 뒤꿈치를 들어 올려 종아리를 수축한다.
● 정점에서 1~2초 멈췄다가, 3초 동안 천천히 내려온다.</td></tr>
<tr><td>의자 스쾃</td><td>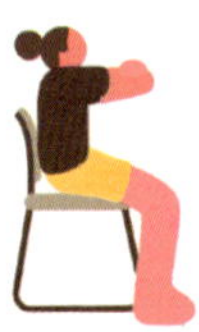</td><td>● 의자에 앉아 등을 곧게 세우고 팔은 가슴 앞에서 교차하거나 앞으로 뻗어 균형을 잡는다.
● 앉았을 때 발바닥이 땅에서 떨어지지 않도록 보폭을 조절한다.
● 호흡을 내쉬면서 발바닥 전체로 지면을 누르며 일어난다.
● 허리를 곧게 펴고, 고개가 앞으로 빠지지 않도록 한다.</td></tr>
<tr><td>앉아서
다리 펴기</td><td>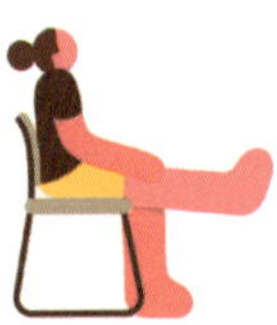</td><td>● 의자에 앉아 등을 곧게 세우고 두 손은 의자를 잡아 몸을 안정시킨다.
● 한쪽 다리를 무릎이 곧게 펴질 때까지 천천히 들어 올린다.
● 발끝은 몸 쪽을 향하게 하여 허벅지 앞쪽 근육이 수축되는 것을 느낀다.</td></tr>
</table>

다리 옆으로 들기	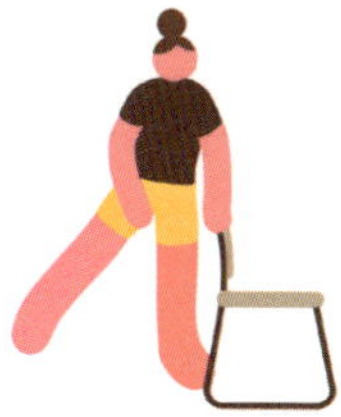	● 의자나 벽을 가볍게 짚고 바르게 선다. ● 무게중심을 지지하는 다리에 두고, 한쪽 다리를 옆으로 천천히 들어 올린다. ● 다리를 올릴 때 발끝은 정면을 향하게 하고, 골반이 함께 기울지 않도록 한다.
다리 뒤로 들기	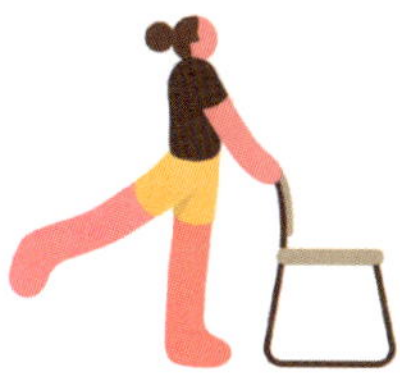	● 의자나 벽을 가볍게 짚고 바르게 선다. ● 무게중심을 지지하는 다리에 두고, 반대쪽 다리를 뒤로 천천히 들어 올린다. ● 발끝은 바닥을 향하고, 허리가 꺾이지 않도록 한다.

3단계: 퇴원 후 회복기에 할 수 있는 운동

엎드려 기도 자세	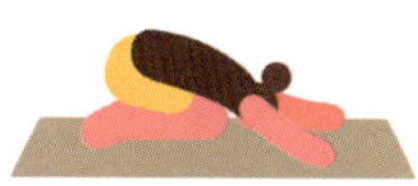	● 무릎을 꿇고 팔을 앞쪽으로 뻗는다. ● 이마를 바닥에 대고 엎드린다. ● 두 팔은 사선으로 (11시와 1시) 방향으로 벌린다. ● 상지가 불편한 경우, 벽에 대고 상체 눌러 주기로 변형한다.
복부 스트레칭	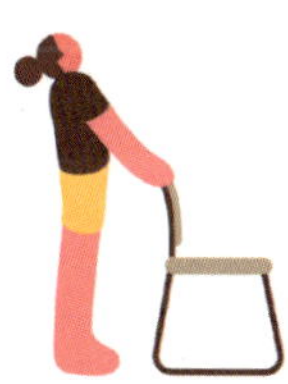	● 정면을 보고 서서 손을 벽에 댄다(의자를 이용해도 가능). ● 손바닥으로 벽을 살짝 밀어 준다. 호흡을 내쉬면서 가슴을 앞으로 내밀며 상체를 천천히 들어 올려 복부 앞쪽이 늘어나는 느낌을 만든다. ● 목에 긴장이 가지 않도록 시선은 자연스럽게 위로 향한다.

복식호흡	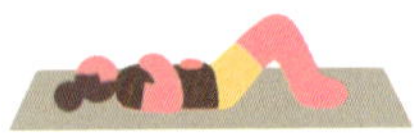	● 한 손은 가슴 위에, 다른 한 손은 배꼽 위에 올린다. ● 코로 천천히 숨을 들이마시며 가슴이 아닌 배가 위로 부풀어 오르는 것을 느낀다. ● 입으로 천천히 내쉬며 배가 가라앉는 것을 확인한다.
전신 스트레칭	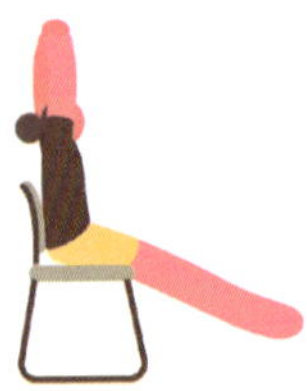	● 의자에 앉아 양손을 머리 위로 올리고 깍지를 낀다. ● 호흡을 내쉬면서 손바닥이 천장을 향하도록 팔을 곧게 펴며 위로 지그시 밀어 올린다. ● 동시에 양발은 바닥을 향해 길게 뻗어 전신이 늘어나도록 한다.
나비 자세	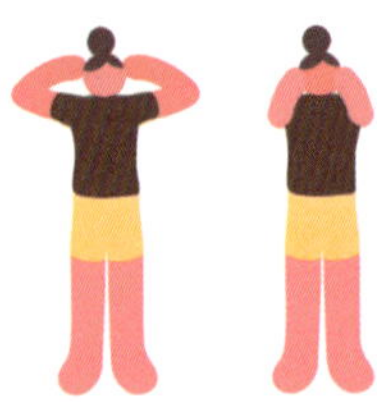	● 벽에 어깨와 엉덩이를 붙이고 바르게 선다. 가슴을 편 상태에서 양손을 머리 옆에 두고, 호흡을 내쉬며 팔꿈치를 넓게 벌린다. ● 이후 팔꿈치를 벽 쪽으로 살짝 밀었다가 다시 얼굴 앞쪽으로 모은다.
벽 대고 숄더 프레스	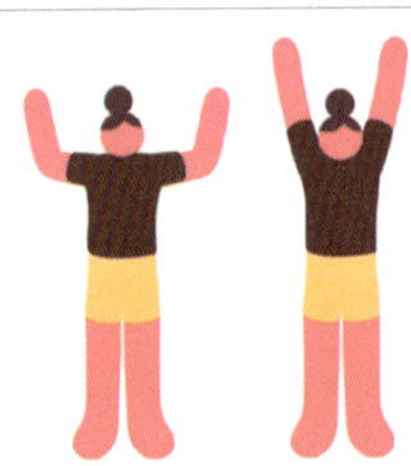	● 벽에 등을 붙이고 바르게 선다. 팔꿈치를 90도로 굽혀 양팔을 'W' 자 모양으로 만든다. ● 가슴을 펴고, 팔꿈치와 손등이 벽 쪽으로 닿도록 살짝 눌러 준다. ● 호흡을 내쉬며 팔을 위쪽으로 천천히 올려 'Y' 자 모양이 되도록 하고, 다시 시작 자세로 내린다.
덤벨 프레스	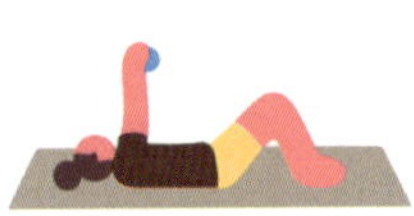	● 양손에 무겁지 않은 덤벨이나 물병을 잡는다. (앉아서도 가능) ● 팔꿈치를 90도로 굽혀 어깨 옆에 위치시킨다. ● 호흡을 내쉬며 양팔을 천천히 앞으로 밀어내듯 펴 준다. ● 다시 팔꿈치를 구부려 시작 자세로 돌아온다.

골반 기울이기	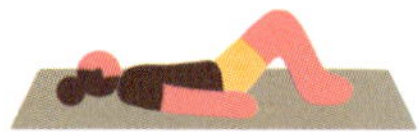	● 바닥에 누워 무릎을 굽히고 발바닥을 바닥에 붙인다. ● 골반, 무릎, 두 번째 발가락이 일직선이 되도록 정렬한다. ● 숨을 내쉬며 배꼽을 등 쪽으로 당겨 골반을 살짝 뒤로 말아 준다. ● 허리가 바닥에 닿는 느낌으로 골반을 눌러 유지한다.
앉아서 다리 펴기	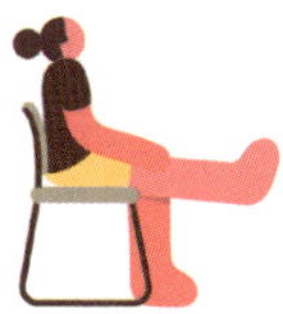	● 의자에 앉아 등을 곧게 세우고 두 손은 의자를 잡아 몸을 안정시킨다. ● 한쪽 다리를 무릎이 곧게 펴질 때까지 천천히 들어 올린다. ● 발끝은 몸 쪽을 향하게 하여 허벅지 앞쪽 근육이 수축되는 것을 느낀다.
균형 잡기	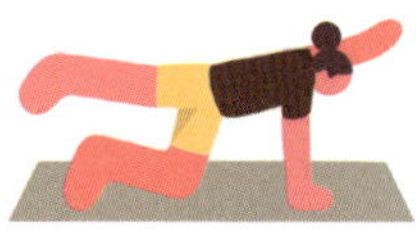	● 손바닥은 어깨 아래, 무릎은 골반 아래에 두고 자세를 취한다. ● 손바닥으로 바닥을 밀어 어깨뼈가 멀어지도록 하며, 한쪽 다리를 뒤로 뻗어 발끝이 엉덩이 높이 이상 올라가도록 든다. ● 균형을 잡아 반대쪽 팔을 앞으로 멀리 뻗어 팔과 다리가 길게 뻗어지는 느낌을 유지한다.
다리 옆으로 들기	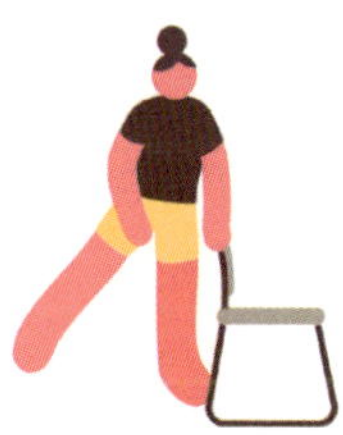	● 의자나 벽을 가볍게 짚고 바르게 선다. ● 무게중심을 지지하는 다리에 두고, 한쪽 다리를 옆으로 천천히 들어 올린다. ● 다리를 올릴 때 발끝은 정면을 향하게 하고, 골반이 함께 기울지 않도록 한다.
다리 뒤로 들기	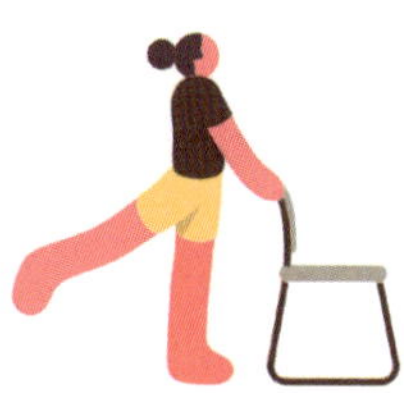	● 의자나 벽을 가볍게 짚고 바르게 선다. ● 무게중심을 지지하는 다리에 두고, 반대쪽 다리를 뒤로 천천히 들어 올린다. ● 발끝은 바닥을 향하고, 허리가 꺾이지 않도록 한다.

무릎 들어 올리기	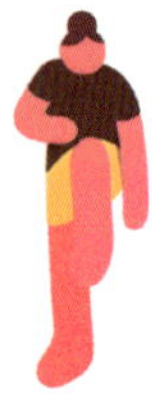	● 두 발을 어깨너비로 벌리고 바르게 선다. ● 지지하는 다리에 체중을 두고 반대쪽 무릎을 가슴 쪽으로 천천히 들어 올린다. ● 가능한 범위까지만 무릎을 들어 올리고 천천히 내린다.
뒤꿈치 들기	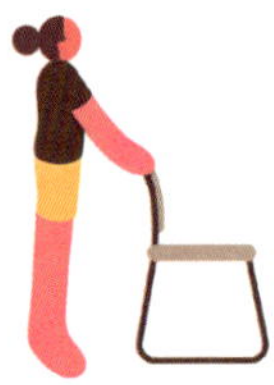	● 벽이나 의자 앞에 서서 균형을 잡는다. ● 발은 어깨너비로 벌리고, 발끝은 정면을 향하게 한다. ● 호흡을 내쉬면서 뒤꿈치를 들어 올려 종아리를 수축한다. ● 정점에서 1~2초 멈췄다가, 3초 동안 천천히 내려온다.
스쾃	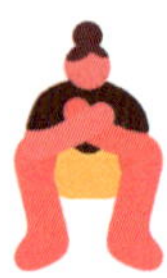	● 앉았을 때 발바닥이 땅에서 떨어지지 않도록 보폭을 조절한다. ● 엉덩이를 뒤로 빼며 천천히 앉는다. ● 호흡을 내쉬면서 발바닥 전체로 지면을 누르며 일어난다. ● 팔은 가슴 앞에서 교차하거나 앞으로 뻗어 균형을 잡는다.

13

위암 예방을 위한 생활 습관

김희만 연세암병원 암예방센터 진료교수

위암은 우리나라에서 발생률과 사망률 모두 상위권에 속하는 암이다. 중앙암등록본부 통계(2021년 기준)에 따르면, 위암은 전체 암 발생의 약 10%를 차지하며, 남성에서 두 번째, 여성에서 네 번째로 흔하게 나타난다.

위암의 위험 요인

세계보건기구(WHO)와 대한소화기학회에 따르면 위암의 주요 위험 요인에는 헬리코박터 파일로리 감염, 고염분 식단, 가공·훈제식품 섭취, 흡연, 과도한 음주, 그리고 가족력 등이 포함된다. 특히 우리나라는 식사할 때 김치, 젓갈, 장류 등 발효·염장 식품의 섭취 빈도가 높아, 염분 과다 섭취가 흔하게 나타난다.

이런 식습관과 환경적 요인은 위 점막 손상과 만성 염증을 유발해 위암 발생 위험을 높인다. 또한 우리나라의 헬리코박터 파일로리 감염률은 약 50%로, 서구 국가들보다 높다.

연구에 따르면, 하루 나트륨 섭취량을 2g 이하로 유지하는 저염 식단, 헬리코박터 제균 치료, 금연·절주, 신선한 채소와 과일의 적절한 섭취, 규칙적인 신체 활동으로 위암 발생 위험을 20~40%까지 줄일 수 있다. 이 장에서는 이러한 예방 습관의 근거와 실천 방법을 구체적으로 제시하고자 한다.

피해야 할 음식

1) 짠 음식

짠 음식 위주의 식단, 염장 음식의 과다 섭취가 위암 위험을 높인다는 강력한 증거들이 있다. 소금에 절인 생선과 육류, 채소 등의 염장 식품을 많이 먹는 사람은 그렇지 않은 사람보다 위암에 걸릴 위험이 크다. 여러 메타분석에 따르면 염분을 많이 섭취하면 적게 섭취한 것에 비해 위암의 발생 위험이 약 1.25~1.55배 증가한다.

과도한 소금 섭취는 위 점막을 손상시켜 만성 염증을 유발하고, 발암물질에 취약해지게 하고, 지속적인 자극으로 위축성 위염을 일으켜 위암 발생 위험을 높인다.

따라서 짠 음식 섭취를 줄이면 위암 발생 위험을 유의하게 낮출 수 있다. 세계보건기구는 건강을 위해 일일 소금 섭취량을 5g 이하(나트륨 2g 이하)로 제한할 것을 권고한다. 이는 작은 티스푼 한 숟갈 정도의 양으로, 우리가 평소 먹는 국이나 찌개, 김치 등에 들어 있는 소금을 모두 합치면 쉽게 넘길 수 있는 수준이다.

가족 모두의 건강을 위해 싱겁게 먹기를 생활화해 보자. 국물 있는 음식을 먹을 때는 건더기 위주로 먹고, 저염 식품을 사용하는 한편, 요리할 때는 소금의 양을 줄여야 한다. 짠맛은 한 번 줄이면 혀가 2~3주 안에 금방 적응한다. 처음에는 싱겁게 느껴져도 시간이 지나면 재료 본연의 맛이 더 잘 느껴진다.

2) 가공육 또는 훈제식품

가공육(加工肉, Processed Meat)은 맛을 개선하거나 보존 기간을 늘리기 위해 소금에 절이거나 훈연하거나 건조하는 등 다양한 방법으로 가공한 고기를 가리키는데, 햄, 소시지, 베이컨, 육포 등이 이에 해당된다. 훈제육은 가공육의 한 종류로, 고기를 훈연하여 풍미를 더하고 보존 기간을 늘린 제품이다.

세계보건기구 산하 국제암연구소(IARC)는 2015년, 햄·소시지·베이컨과 같은 가공육을 1군 발암물질(Group 1 Carcinogen)로 분류했다. 1군 발암물질이란 인체에서 암을 유발한다는 충분한 과학적 근거가 있는 물질을 의미한다.

현재까지 발표된 여러 메타분석 연구들은 가공육 섭취와 더불어

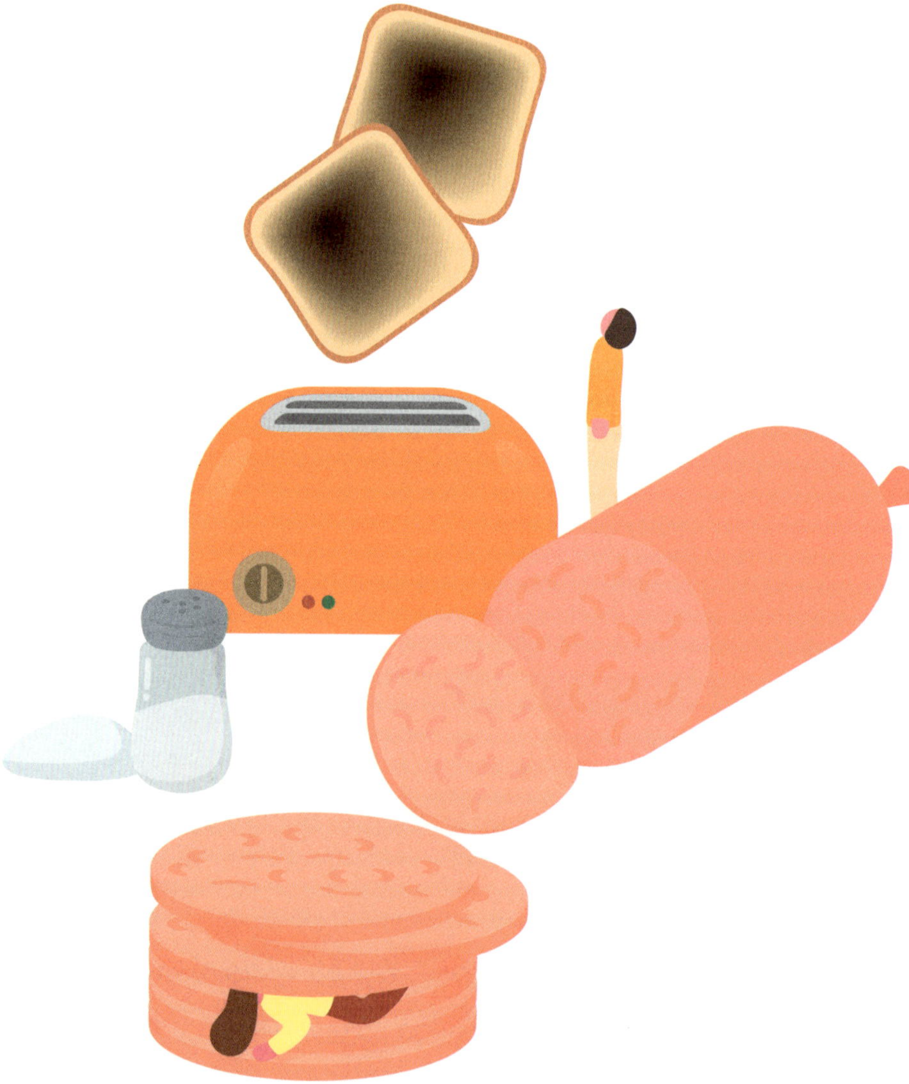

위암 발생 위험이 유의미하게 증가한다는 점을 시사한다. 2017년 발표된 42개 연구를 종합한 메타분석에서 환자-대조군 연구 설계로 볼 때 가공육 섭취와 위암은 강한 양의 연관성(오즈비: 1.76)이 있었으나, 코호트 연구에서는 유의한 연관성이 없었다. 또한 2006년 보고된 용량-반응 메타분석에서 하루 섭취량이 30g 증가할 때 위암 위험도는 환자-대조군 연구에서 38% 증가하였고 코호트 연구에서는 15% 증가하였다.

가공육에는 가공하거나 저장하는 과정에서 질산염/아질산염이 첨가되는데, 이들이 위 속에서 발암물질인 N-니트로사민으로 변할 수 있다. 또한 염분 농도가 높아 위 점막을 손상시키고 염증을 유발할 수 있다. 훈제와 구이 과정에서 벤조피렌 등 다환방향족탄화수소(PAH)가 생성되며 위세포의 DNA 손상을 유발할 수 있다.

햄, 소시지, 베이컨, 육포 등 가공육은 섭취를 주 1회 이하로 제한하고, 가공식품의 식품첨가물을 확인하여 '아질산나트륨', '질산염'이라는 표기가 있는 제품은 가급적 피하는 것이 좋다.

3) 탄 음식

탄 음식, 즉 고온에서 조리되어 겉면이 검게 된 음식(특히 육류), 그리고 일부 탄수화물 기반 식품은 위암을 비롯한 다양한 암 발생 위험 증가와 관련성이 있다고 보고되었다.

헤테로사이클릭아민(HCA)과 다환방향족탄화수소는 고온에서 육류를 구울 때 생성되는 대표적인 발암물질이다. 이들 물질은 체내 DNA 손상과 돌연변이를 유발하여 암 발생 위험을 높일 수 있다. 특히 HCA와 PAH는 위, 대장, 전립선 등 소화기계 암 위험과의 연관성이 가장 뚜렷하다.

아크릴아미드는 감자, 빵 등 탄수화물 계열을 고온(120도 이상)으로 조리할 때 생성되는 물질로, 국제암연구소(IARC)가 2A군(발암 가능한 물질)으로 분류하고 있다.

안전한 조리 방법으로 육류는 센불보다는 중간 불에서 충분히 익히되 태우지 않도록 굽고, 그을음이 음식에 직접 닿지 않게 해야 한다. 불에 직접 닿는 조리는 최소화하며, 가급적 검게 탄 부분은 제거하는 것이 좋다.

권장하는 음식

1) 채소

여러 전향적 연구와 메타분석 결과는 채소 섭취가 위암 위험을 낮추는 보호 인자임을 일관되게 보여 준다. 최근 13개 전향적 코호트 연구를 종합한 3단계 메타분석에 따르면 채소를 많이 섭취하는 그룹에서 위암 발생 위험이 약 7% 감소(RR: 0.93, 95% CI: 0.90-0.97)하는 경향을 보였다(p=0.06). 하루에 최소 400g 이상의 채소를 섭취하는 것이 좋다.

2) 과일

과일 섭취 증가는 위암 위험 감소와 연관이 있다. 특히 감귤류 과일(오렌지, 레몬 등)이 좋다.

2023년에 발표된 7개 논문, 18개 코호트 연구에서 고섭취군 대비 저섭취군의 위암 발생 위험은 RR 0.87(95% CI 0.80-0.94)로 과일을 많이 먹는 사람은 그렇지 않은 사람보다 위암 발생 위험이 13% 감소했다. 2022년 발표된 전향적 코호트 연구에서는 하루 200g 이상의 과일 섭취가 위암 위험을 약 15~20% 낮춘다고 보고되었다.

과일은 하루 2회 이상, 신선한 통과일 위주로 섭취하는 것이 좋고, 채소와 함께 하루 400g 이상 섭취하면 예방 효과가 극대화된다. 그러나 과일도 과다 섭취하면 당분 섭취량이 높아질 수 있으므로 하루 400g 내외(채소 포함 총량 기준)로 조절해야 한다.

규칙적인 신체 활동과 적정 체중 유지

1) 규칙적인 신체 활동

꾸준한 신체 활동은 위암 위험을 낮추는 효과가 있다. 한국 국립암센터에서 수행한 연구 결과, 위암 환자 415명과 대조군 830명을 분석해 보았을 때 강도 높은 운동을 하는 사람의 위암 발생 위험이 54% 감소했다(2018년 발표).

규칙적인 운동은 면역 기능을 강화하고 항염증 효과를 가져오며 인슐린 저항성을 개선한다. 또한 체중 관리에 도움이 되어 위암 예방 효과를 나타낸다.

규칙적인 신체 활동이란 중강도 신체 활동을 주 5일 이상(일일 총 시간이 최소 30분 이상: 최소 10분 단위로 누적 30분 이상 또는 연속 30분)하거나, 고강도 신체 활동을 주 3회 이상(1회 최소 20분 이상)하며, 이를 3개월가량 지속했다면 규칙적인 신체 활동이라고 볼 수 있다.

- **고강도 신체 활동**: 신체 활동 시 심박수가 최대 심박수의 77% 이상으로 증가하거나 호흡이 분당 40~50회로 크게 증가하여(안정 시 12~16회) 대화가 어렵거나 단절되는 경우 고강도 신체 활동이라고 할 수 있다.
- **중강도 신체 활동**: 신체 활동 시 심박수가 최대 심박수의 64~76%로 증가하거나 호흡이 분당 30~40회로 증가할 경우(안정 시 12~16회) 중강도 신체 활동(보통 속도의 걷기 이상)이라고 할 수 있다.

2) 적정 체중 유지

체질량지수(BMI)와 위암 위험도 간의 관계는 복잡하고 다각적이다. 과체중이나 비만일 때는 위암을 포함한 몇몇 암의 위험이 증가한다. 특히 비만은 위와 식도의 경계 부위 암 발생과 연관이 있다. 그런데 저체중일 때도 위암이 증가한다. 2023년 메타분석에 따르면 정상 체중에 비해 저체중은 위암 위험도가 12.4% 증가하고 과체중과 비만은 각각 15.5%, 21.8% 증가한다. 따라서 BMI 18.5~23 범위의 적정 체중을 유지하는 것이 바람직하다.

비만과 과체중은 인슐린 저항성을 증가시키고, 지방조직에서 분비되는 사이토카인이 만성 염증을 유발하여 암의 발생 환경을 조성한다. 저체중일 때는 영양 불균형에 따른 면역 기능 저하로 암 발생의 위험이 높아질 수 있다.

저체중일 때는 적극적인 영양 개선이 필요하고 비만인 상태에서는 규칙적인 운동과 식이 조절로 적정 체중을 유지하는 것이 중요하다.

금연

흡연은 위암 발생 위험을 약 2배 이상 높이며, 위암 환자의 예후를 악화시키고 재발 위험도 높인다. 흡연량이 많고 흡연 지속시간이 길수록 위험은 증가한다. 50세 미만 한국인 대상의 한 전향적 코호트 연구 결과, 과거 흡연자는 12.1% 위험이 증가했고 현재 흡연자는 28.2% 위험이 증가했다(2024년 발표).

간접흡연(타인의 담배 연기 노출)도 위암 위험을 높이며, 비흡연자가 간접흡연에 노출되었을 때는 위암뿐 아니라 다양한 암의 발생 위험이 증가한다

반면 금연을 실천하면 시간이 지날수록 위암을 포함한 여러 암의 위험이 점진적으로 감소하며, 30년 금연했을 경우에는 약 35%의 감소 효과가 나타난다.

금주

음주는 위에 직접적인 손상을 주고 위암 위험을 높일 수 있다. 적은 양의 음주라도 암 발생 위험을 높일 수 있다고 경고한다. 메타분석 결과, 음주는 위암 위험을 1.3~1.6배 높였다. 음주량이 하루 12.5g(알코올 약 1잔)씩 늘어날 때마다 위험이 약 7% 증가했다.

결국 마시지 않는 것이 가장 안전하다는 뜻인데, 음주는 위암뿐 아니라 여러 암과 관련 있으므로 위암을 예방하려면 가능한 한 줄이거나 끊는 것이 좋다. 금주는 장기적으로 전반적인 암 발생 위험을 낮추는 데 기여할 수 있다.

헬리코박터 파일로리 제균

2000년대 초반 일본과 중국에서 실시된 임상 연구들에 따르면, 헬리코박터균을 제거하면 위암 발생률이 눈에 띄게 감소하는 결과가 보고되었다. 중국에서 고위험군을 대상으로 한 연구에서는 한 번의 제균 치료로 15년 후 위암 발생을 약 50% 가까이 감소시켰다는 장기 추적 결과가 있다. 또한 2020년에 발표한 연구에서는 위암 환자의 가족(직계)에게 제균 치료를 했을 때 위암 발생 위험이 유의하게 낮아졌다. 우리나라에서도 위암 환자를 내시경 치료한 후 제균 치료를 시행하면 남아 있는 위에서 새로운 암(이시성 위암)이 생길 위험을 줄일 수 있다는 사실이 확인되었다.

헬리코박터 제균 치료는 위암 1차 예방뿐만 아니라 이미 조기 위암으로 치료받은 환자의 2차 예방(새로운 위암 발생 방지) 측면에서도 중요한 의미가 있다. 위암 수술이나 내시경 치료를 받은 환자 중 헬리코박터 양성인 경우, 남은 위에서 암이 다시 생길 위험을 줄이기 위해 제균 치료가 권고된다.

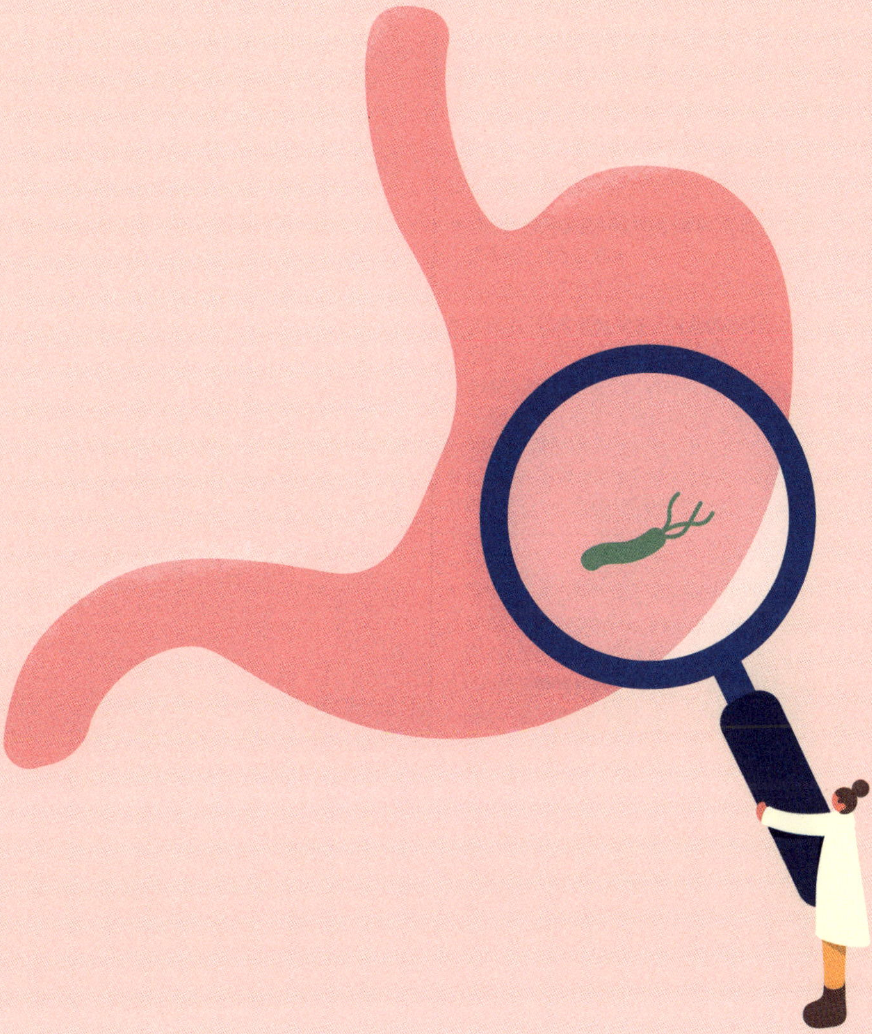

정기적인 검진

위암은 조기에 발견할수록 완치율이 높아지는 대표적인 암이다. 특히 우리처럼 위암 발생률이 높은 나라에서는 정기적인 검진이 생명을 지키는 가장 확실한 방법이다. 증상이 없는 상태에서 발견된 조기 위암은 90% 이상 완치할 수 있다.

국내 대규모 연구 결과, 정기적으로 내시경 검진을 받은 사람들이 그렇지 않은 사람들보다 위암으로 인한 사망 위험이 약 47% 낮았다.

우리나라 국가 암검진사업에서는 만 40세 이상 성인을 대상으로 2년에 한 번 위내시경 검사를 권고하고 있다. 검진 간격은 개인의 위험도에 따라 달라진다. 평균 위험군은 2년에 한 번이면 충분하지만, 위선종이나 조기 위암 절제술 후 환자, 고위험 전암 병변이 있는 경우에는 1년마다 검진을 권고한다.

참고문헌

Wu X, Chen L, Cheng J, Qian J, Fang Z, Wu J. Effect of dietary salt intake on risk of gastric cancer: A systematic review and meta-analysis of case-control studies. *Nutrients*, 2022; 14(20): 4260.

Wu B, Yang D, Yang S, Zhang G. Dietary salt intake and gastric cancer risk: a systematic review and meta-analysis. *Front Nutr*. 2021 Dec 8; 8: 801228.

Kim J, Oh A, Truong H, et al. Low sodium diet for gastric cancer prevention in the United States: Results of a Markov model. *Cancer Med*. 2021; 10(2): 684-692.

Yu H, Fang Y, Liu S, Li L, Wei W, Song X, et al. Effect of vegetable consumption on risk of gastric cancer: a systematic review and multi-level meta-analysis of prospective studies. *Nutr Res Rev*. 2025 Jun; 38(1): 192-201. doi:10.1017/S0954422424000040.

Kermanshahi MN, Safaei E, Tutunchi H, Naghshi S, Mobarak S, Asadi M, et al. Fruit and vegetable intake in relation to gastric cancer risk: A comprehensive and updated systematic review and dose-response meta-analysis of cohort studies. *Front Nutr*. 2023 Feb 6; 10: 973171. doi:10.3389/fnut.2023.973171.

Gunathilake MN, Lee J, Jang A, Choi IJ, Kim YI, Kim J. Physical activity and gastric cancer risk in patients with and without Helicobacter pylori infection in a Korean population: a hospital-based case-control study. *Cancers(Basel)*. 2018; 10(10): 369. doi:10.3390/cancers10100369

Azizi N, Zangiabadian M, Seifi G, Davari A, Yekekhani E, Safavi-Naini SAA, Berger NA, Nasiri MJ, Sohrabi MR. Gastric cancer risk in association with underweight, overweight, and obesity: a systematic review and meta-analysis. *Cancers(Basel)*. 2023; 15(10): 2778. doi:10.3390/cancers15102778

Kang SJ, Shin CM, Han K, Jung JH, Jin EH, Lim JH. Impact of smoking and alcohol consumption on early-onset gastric cancer development in young Koreans: a population-based study. *J Gastric Cancer*. 2024; 24(2): 145-158. doi:10.5230/jgc.2024.24.e2